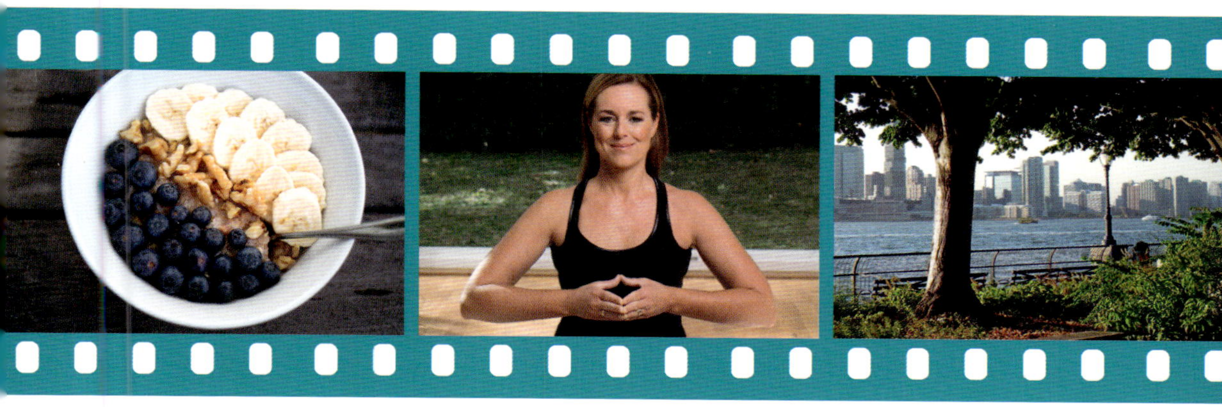

Angelika Ahrens

Belastbar und fit

Kopf frei in wenigen Minuten
Raus aus der Stressfalle

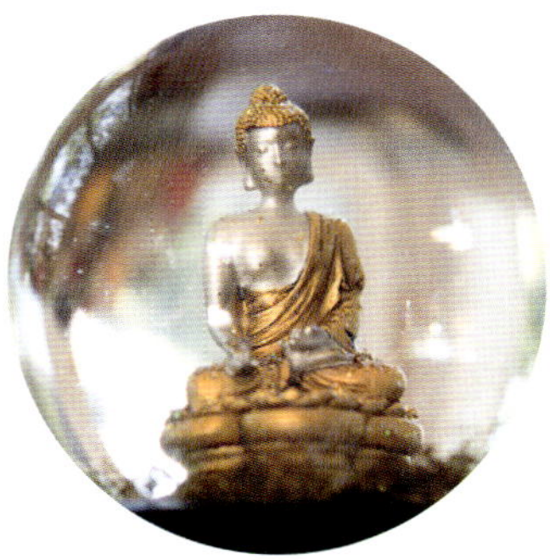

ueberreuter

Haftungsausschluss: Die Übungen in diesem Buch beruhen auf alten Yoga- und Qi-Gong-Traditionen, aber auch den neuesten medizinischen Erkenntnissen. Sie haben mir und vielen anderen Menschen schon oft geholfen. Wie erfolgreich wir damit letztendlich Stress abschütteln, hängt von uns selbst ab. Das Buch oder der Kauf dieses Buches kann keine Garantie sein, Krankheiten zu behandeln, zu heilen oder zu verhindern. Lass dich im Zweifelsfall zuvor von einem Arzt, Heilpraktiker oder Therapeuten beraten. Vor allem, wenn du weißt oder vermutest, dass du ein gesundheitliches Problem hast, verletzt oder (eventuell) schwanger bist. Es gibt gewisse Grenzen für schwangere Frauen bei den Übungen und Atemtechniken, wie etwa dem Feueratem. Dieses Buch kann keine professionelle medizinische oder psychologische Behandlung ersetzen. Es ist als Ergänzung gedacht. Alle Informationen sind mit äußerster Sorgfalt erarbeitet und geprüft worden. Weder der Verlag, noch die Autorin können jedoch die Haftung für eventuelle Nachteile oder Schäden übernehmen, die aus den im Buch enthaltenen Informationen resultieren. Auch für eventuelle fehlerhafte Angaben und deren Folgen kann keine Haftung übernommen werden. Druckfehler und Falschinformationen können nicht vollständig ausgeschlossen werden.

Hinweis der Autorin: Ich bin generell dafür, Frauen zu unterstützen. Um das Buch lesbarer zu machen, haben wir jedoch darauf verzichtet, neben der männlichen auch die weibliche Form auszuschreiben. Selbstverständlich sind immer beide Geschlechter gemeint. Ich bitte um Verständnis für die Verkürzung.

IMPRESSUM

1. Auflage 2018

ISBN 978-3-8000-7699-4

Covergestaltung: Saskia Beck, s-stern.com
Bildnachweis:
Coverfoto: © Barbara Wirl, www.wirlphoto.at
© S. 9: Günther Pichlkostner / First Look / picturedesk.com
© Fotolia: S. 12/14: Mirko, S. 17: Mopic, S. 26: lassedesignen, S. 76: goodluz, S. 85: Falko Matte, S. 120: carloscastilla, S. 149: Comugnero Silvana
© S. 78: Dr. Hansraj, Kenneth, Surgical Technology International, 2014
© Angelika Ahrens: S. 13, 38, 40, 104, 105, 106, 118, 126, 129, 145, 157, 159,
© Barbara Wirl: S. 21, 25, 30, 32–34, 36, 37, 42, 45–51, 53, 55–58, 61–69, 74, 75, 79, 87–89, 91, 97, 99, 100, 102, 110, 113, 115–117, 130, 133, 135, 140, 142, 150, 151, 153–155, 158, 165, 166
Lektorat: Marielle Weiss
Satz: Walter Reiterer, reiterergrafik.at
Druck und Bindung: Finidr s. r. o.

www.ueberreuter-sachbuch.at

Danksagung

Als Erstes möchte ich mich bei dir bedanken, lieber Leser. Indem du dieses Buch aufgeschlagen hast, bist du bereit, etwas gegen den Stress zu tun.

Ich bin auch meiner Verlegerin Birgit Schott und meiner Lektorin Marielle Weiss unendlich dankbar. Ohne sie wäre dieses Buch so nicht möglich gewesen. Vielen Dank liebes Ueberreuter-Team für die Unterstützung von „Belastbar und fit" und Dr. Barbara Brunner, meine Anti-Stress-Methode in die breite Öffentlichkeit, in die Welt hinauszutragen. Ein herzliches Dankeschön auch dem Arbeitsmediziner Dr. Karl Böhm, der mich im medizinischen Teil des Buches beraten hat. Thank you very much der New Yorker Akupunkturspezialistin Lara Rosenthal (unterrichtete auch am Pacific College of Oriental Medicine) für ihre Beratung aus Sicht der Traditionellen Chinesischen Medizin. Vielen lieben Dank den Physiotherapeutinnen Dorothea Haslinger, Leiterin des fachlichen Netzwerkes Arbeit, Gesundheit und Prävention bei Physio Austria, und Karin Jäger, spezialisiert auf Bewegungsanalyse, betriebliche Gesundheitsförderung und Prävention.

Ich widme dieses Buch meiner Familie. Danke Kurt, Elfi, Manfred, Martin, Jasmina und Anea, dass ihr an mich glaubt und mich unterstützt!

Inhalt

Vorwort

Manhattan im Sommer – es ist unendlich heiß und schwül. Die Stadt liegt auf demselben Breitengrad wie Neapel. Spiegeleier auf dem Autodach braten – kein Problem. Touristen wie Einheimische freuen sich über jede kühle Brise, die vom Meer kommt. Die Megacity ist zu jeder Jahreszeit und Temperatur einen Besuch wert, denn hier entstehen ständig neue Trends. Und wer glaubt, dass er New York nach geraumer Zeit kennt, der irrt sich. Innerhalb eines Jahres hat sich die Stadt wieder um die eigene Achse gedreht. Es gibt unglaublich viel Neues zu entdecken. Viele Branchen weltweit werden von dem, was hier entsteht, beeinflusst. Auch zum Thema Fitness und Entspannung finde ich als Yogalehrerin immer wieder etwas Neues.

Wer hier beruflich Erfolg haben will, der muss aber richtig Gas geben. Zurücklehnen gibt es nicht. Und das geht nicht spurlos an einem vorüber. Die Stadt saugt wahnsinnig viel Energie aus dir. Doch wie kommt man aus dieser verrückten Tretmühle heraus? Welche Wege gibt es aus dem Hamsterrad? New York City ist eine wahre Fundgrube. Genau der richtige Ort, um ein Buch über Antistress-Techniken zu schreiben! Denn wir müssen einen Weg finden, mit dem Stress umzugehen, ganz oben zu bleiben und nicht aufzugeben. Stress kann uns überall begegnen. Auch am „heiligen Rasen" …

Während meiner Ausbildung zur Bankkauffrau ergab sich ein Nebenjob als Reporterin bei einem lokalen Radiosender im Raum Salzburg. Journalistin zu sein, das war schon immer mein Traum. Ich bekam eine Chance als Sportreporterin am Fußballplatz. Der einzige Job, der frei war. Immerhin, ich war beim Radio! Und so kam es, dass ich unter der Woche die coole Anlageberaterin in der Bank war. Am Wochenende war ich am Fußballplatz. Es war für mich anfangs stressig, weil ich mich erst in die Welt des Fußballs einarbeiten musste. Und nach den Spielen war ich total deprimiert, weil ich mit meinen Berichten nicht zufrieden war. Ich wollte den Fußballern spannende, gute Fragen stellen. Aber was war im Fußball eine gute Frage? Die Angst, mich vor den männlichen Kollegen zu blamieren, mich zum Deppen zu machen, war groß. Sie saß mir regelrecht im Nacken. Was also tun? In Schockstarre verharren und warten, dass etwas passiert? Aufgeben und alles hinschmeißen? Oder den Stier bei den Hörnern packen und anfangen? Ich entschied mich für Letzteres, atmete tief durch und kaufte Fachbücher. Ich schaute, wie es die Kollegen im Fernsehen machen, notierte spezielle Redewendungen. Ich ging zu den Trainings der Salzburger Mannschaften und sprach mit Spielern und Trainern. Und wirklich – nach ein paar Spielen hatte ich den „Dreh" raus. Es machte mir echt Spaß, im Radio über Fußball zu berichten. Der massive Druck, mich zu blamieren, war weg. Ich konnte die ganze Sache viel entspannter angehen. Und was noch viel erstaunlicher war: Die männlichen Kollegen nahmen mich ernst. Nach einiger Zeit durfte ich die ganze Sportsendung Samstag nachmittags moderieren. Ich erkannte, dass es wichtig ist, Gas zu geben, wenn man Druck hat. Wir müssen raus aus unserer Box, raus aus unserer Komfortzone. Nur dann können wir wirklich etwas bewegen.

Und ich gab weiter Gas. Ich kündigte meinen vermeintlich sicheren Job bei der Bank, ging nach New York und arbeitete für einen Hungerlohn als Anfängerin in einem Brokerbüro. Aber immerhin an der Wallstreet. Gleichzeitig schrieb ich von New York aus Artikel für deutschsprachige Magazine und bekam schließlich ein Stipendium für ein Journalismus-Studium in Österreich. Ich wollte das Handwerkszeug des Journalismus lernen und zog schweren Herzens von der Megacity New York ins niederösterreichische Krems. Im Rahmen meines Studiums machte ich ein Praktikum beim ORF. Es folgte ein Volontariat. Und ein Job in der TV-Wirtschaftsredaktion. Stolz berichtete ich regelmäßig über die neuesten Entwicklungen aus der Finanz- und Wirtschaftswelt. Aber da war er wieder: der Stress! Ich kam anfangs ganz schön ins Schwitzen, wenn ich einen komplizierten Sachverhalt innerhalb kürzester Zeit auf Sendung bringen musste. Denn ich wollte nicht irgendwelche Storys abliefern. Ich wollte stolz auf mich sein, Lob und Anerkennung. Doch ich musste einsehen, dass nicht alles perfekt sein kann, wenn es schnell gehen muss. Dann kam wieder eine neue Aufgabe dazu: live moderieren. Und ich gestehe, ich bin nach all den Jahren beim Fernsehen noch immer nervös, wenn das Rotlicht auf der Kamera angeht. Aber ohne das wäre es auch langweilig. In beiden Fällen hilft mir immer, tief aus dem Bauch zu atmen. Wie großartig Atemtechnik sein kann, habe ich bei meiner Ausbildung zur Yogalehrerin gelernt. Wenn wir langsame, gleichmäßige Atemzüge machen, bekommt unser Gehirn die Information, dass alles okay ist. Und das Erholungssystem im Körper wird aktiviert. Mit der richtigen Atmung bringen wir auch unseren Verstand zur Ruhe. Ist es nicht das, was wir alle wollen? Dass unser Verstand zur Ruhe kommt? Dass endlich das ewige Kreisen der Gedanken aufhört? Genau das ist der springende Punkt: Stress und Ärger wird es immer geben. Wir können kündigen. Aber wer garantiert uns, dass es woanders besser ist? Wir müssen also einen Weg finden, wie wir mit dem Stress und den Herausforderungen umgehen. Denn wir haben nur dieses eine Leben und das wollen wir genießen! Und wir wollen wieder entspannt durchatmen, mit einem Lächeln auf den Lippen. Frei von Sorgen und Ängsten.

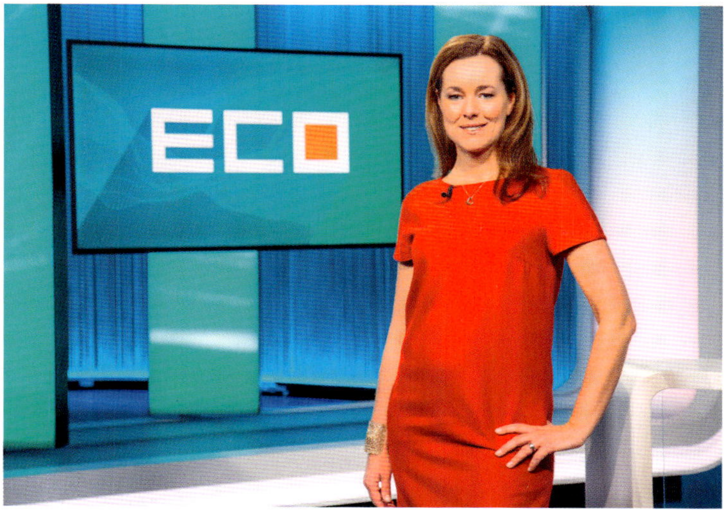

Einleitung

Egal, ob du Rund-um-die-Uhr-Mama bist, an der Rezeption, Kassa, im Frisörsalon, in einem Restaurant oder einem internationalen Unternehmen arbeitest, ob du studierst, „jetsettende(r)" Unternehmer/in bist oder ob dich das tägliche Pendeln zur Arbeit nervt. Es sind stressige Zeiten, in denen wir leben. An manchen Tagen fühlt es sich an, als ob wir tausend Dinge gleichzeitig machen müssten. Die To-do-Liste wird nicht kürzer. Wir sind ständig erreichbar, bekommen immer mehr E-Mails. Durch den Social-Media-Wahnsinn kommen wir zusätzlich unter Stress. Wir drehen uns im Kreis, sind kurz vorm Durchdrehen. Und deswegen brauchen wir Tricks, die uns im Alltag helfen, möglichst gelassen zu bleiben, wenn andere schon auf 180 sind. Techniken, die uns stressresistent machen und uns helfen, den Kopf schnell wieder freizubekommen und uns zu erholen. Indem du dieses Buch aufgeschlagen hast, bist du bereits auf dem richtigen Weg dazu. Du bist bereit, etwas für dich zu tun. Dieses Buch ist ein „Werkzeugkasten" für Leute, die viel um die Ohren haben. Vollgepackt mit Übungen für stressige oder schwierige Momente, für jede Tageszeit. Bewegungen, die sogar zwischendurch am Arbeitsplatz möglich sind.

Bei meiner Methode geht es darum, dass wir wieder in unseren persönlichen Rhythmus kommen. Die einzelnen Bausteine meiner Methode sind „Belastbar-und-fit-Yoga" mit Übungen für jede Tageszeit, „Atmung und Meditation", „Musik" und „Brainfood". Du erhältst in diesem Buch die wichtigsten Werkzeuge, um die Bausteine für dich optimal zu nützen. Die praktischen Übungen habe ich von allen Seiten beleuchtet: Ich habe dafür unter anderem mit Schulmedizinern, Yogatherapeuten, Physiotherapeuten, Atemtechnikexperten, anerkannten Akupunkturspezialisten und Wirbelsäulenchirurgen gesprochen. Die Übungen sollen dich rundherum glücklich und gesund erhalten. Nach allen Regeln der Kunst.

Das Ziel dieses Buches ist es, dass du dich auch im Alltag schnell und gut erholst. Denn alle Wellnesshotels und Yoga-Workshops am Wochenende nützen herzlich wenig, wenn wir immer wieder im gleichen Trott landen und mit den Nerven am Ende sind. Sei die Person, die du sein willst. Verbessere dein Leben!

Ich zeige dir, welche „Werkzeuge" mir besonders gut geholfen haben. Übungen, die die Teilnehmer meiner Workshops in den nächsten Arbeitstagen sofort erfolgreich umsetzen konnten.

Vielleicht probierst du alle Tipps in diesem Buch aus oder nur ein paar. Vielleicht werden einige zu deinen Lieblingsbewegungen. Wenn du auch nur eine einzige Bewegung, Meditation oder Atemübung pro Tag machst, wenn du dir nur ein paar Minuten Zeit nimmst, dann wirst du Erfolg haben. Das geht auch ganz prima zwischendurch. Dein genialer Körper sagt dir sowieso, was er braucht. Fühle, welche Wirkung die Übungen haben. Wenn du regelmäßig etwas machst, kannst du umso schneller erreichen, wonach du dich sehnst. Nach Ruhe. Frieden. Entspannung. Neuer Energie. Einem klaren Kopf. Das ist das Ziel dieses Buches. Du hast die Wahl. Aber du musst mit irgendetwas anfangen.
Du kannst nichts beenden, was du nie angefangen hast.

Apropos: In meinem Yoga-Unterricht bin ich mit allen per Du – ich hoffe, das ist auch für dich okay.

Alles Liebe, Angelika

Kapitel 1

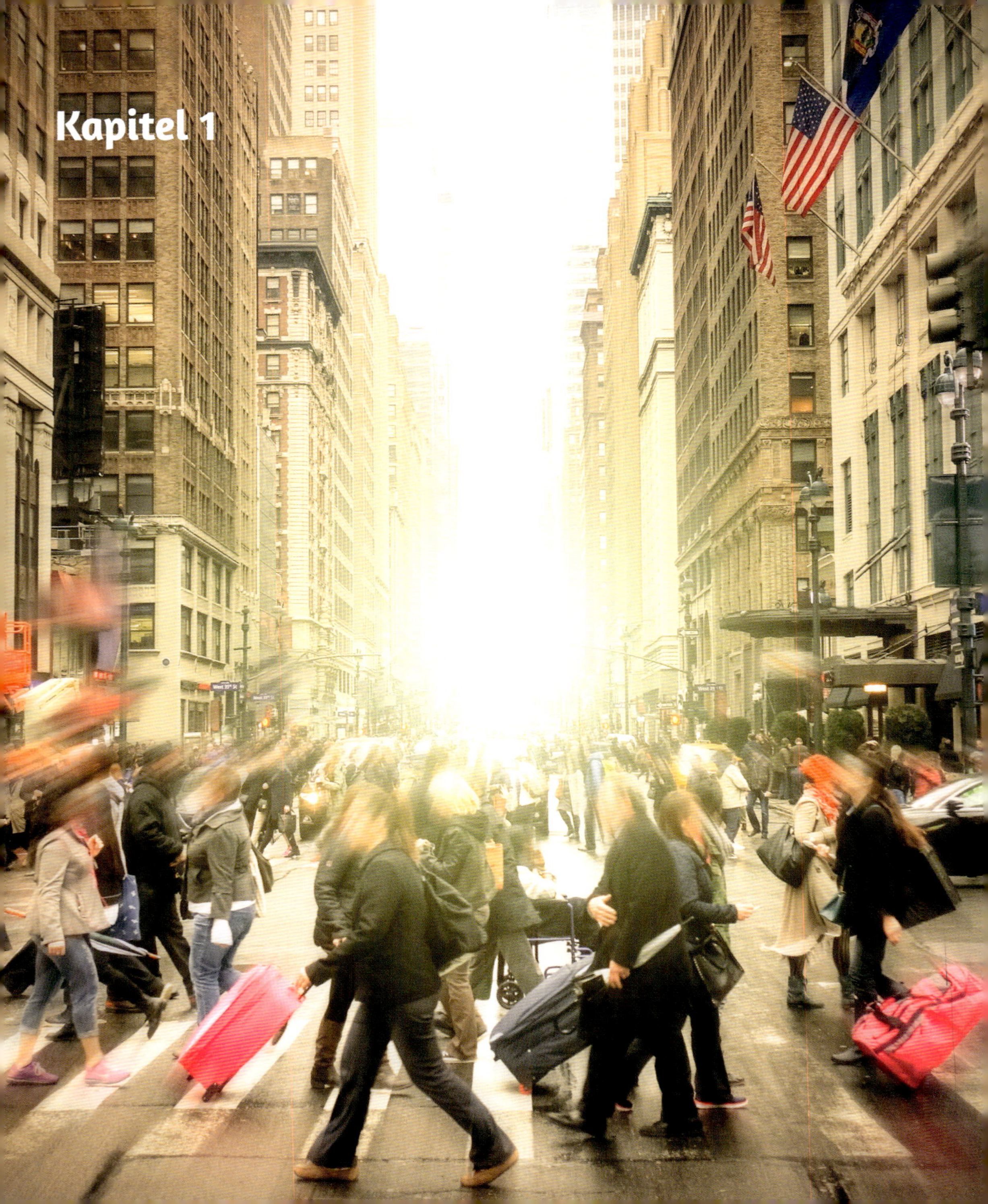

Im Auge des Orkans

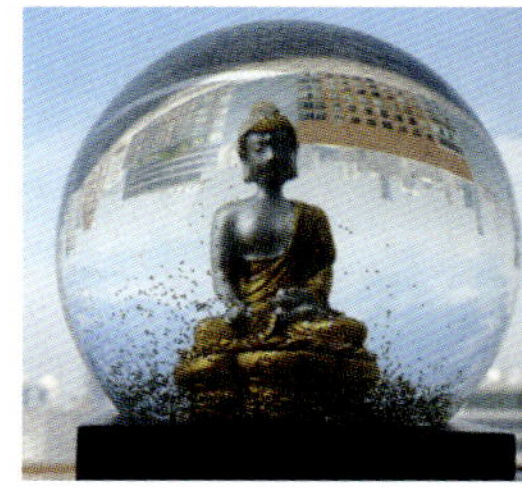

Kurt geht. Kurt geht in New York schneller als in Wien. So wie alle hier. Kaum geht die U-Bahn-Tür auf, rennt jeder drauflos. Wie ferngesteuert. Auf Knopfdruck: Go! Die Stadt ist bekannt für ihren eigenen Rhythmus. Jeder hat genug Termine. Und viele sind spät dran. Vielleicht, weil die U-Bahn wieder einmal stecken geblieben ist. Oder ganz einfach, weil man sich zu viel vorgenommen und mit der Zeit verschätzt hat. Zusätzlich stresst der ständige Lärm. Die überlauten Sirenen der Krankenwägen, Polizeiautos und Feuerwehr-Trucks. Die Trillerpfeifen der Polizisten hört man sogar noch im 36. Stock. Um wieder runterzukommen geben die New Yorker teilweise viel Geld für Antistress-Therapien aus. Sie lassen sich massieren, nehmen eine Yogaklasse, gehen zu einem Therapeuten oder in die Kältekammer. Die Wellnessszene boomt in New York City. Es gibt immer mehr neue und kreative Angebote. Andere Stressgeplagte versinken lieber bei Sonnenuntergang in einer der lässigen „Rooftop-Bars" bei einem Bier oder einem guten Glas Wein irgendwo auf dem Dach eines Wolkenkratzers. Oder entspannen am Hudson River. Alle wollen nur irgendwie relaxen. Die Anstrengungen des Tages vergessen. Ein Glas Wein oder eine Wellnessbehandlung tun auch mal ganz gut. Eine Massage nach anstrengenden Arbeitstagen ist wichtig, um die Spannung zu lockern. Doch so, wie diese Stadt im Sommer nie ganz abkühlt, kommen wir auf diese Art und Weise nie ganz aus unserem Dauerstress heraus. Weil wir nicht nur körperlich, sondern auch geistig abschalten müssen. Und das geht aktiv besser. Das kann uns im Endeffekt keiner abnehmen. Die Hoffnung, dass sich der Stress von alleine in Luft auflöst, ist eine Illusion.

„Stress besser aktiv abbauen!"

Stress kann auch gut für uns sein

In den mehr als zwanzig Jahren, in denen ich für aktuelle Nachrichtensendungen Storys produziert habe, sind viele Beiträge erst in letzter Minute fertig geworden. Und zwar in allerletzter Minute. Teilweise erst, wenn die Sendung bereits begonnen hatte. Zum Beispiel, weil gerade noch etwas aktuell in der Welt passiert ist. Oder weil knapp zuvor noch eine Pressekonferenz stattgefunden hat, über die ich berichtet habe. Das sorgt bei allen Beteiligten nicht nur für Nervenkitzel. Das kann auch richtig an die

Nieren gehen. Wenn sich alles noch rechtzeitig ausgeht, dann ist das ein Erfolgserlebnis. Erleichterung macht sich breit. Der Zeitpunkt, in dem die fertige Story über den Bildschirm flimmert, ist wie eine Belohnung. Botenstoffe, wie das Glückshormon Serotonin oder körpereigene Opiate und Endorphine, werden ausgeschüttet und lösen nach der Anstrengung Glücksgefühle aus. Wir fühlen uns wohl. Dieses positive Gefühl kennst du vielleicht aus deinem Job, wenn du eine schwierige Situation meisterst. Erfolgserlebnisse haben wir auch im Sport oder beim Bergsteigen. Wenn wir oben am Gipfel stehen, dann sind wir zu Recht stolz darauf, dass wir etwas geschafft haben, dass wir etwas geleistet haben. Auch wenn es noch so anstrengend war. Es ist schön, wenn man mit anderen vor der Almhütte sitzen oder von einem persönlichen Erfolg erzählen kann. Wir brauchen die Anerkennung. Wir brauchen Wertschätzung. Auch im Job! Und ganz ohne Stress können wir auch nicht leben.

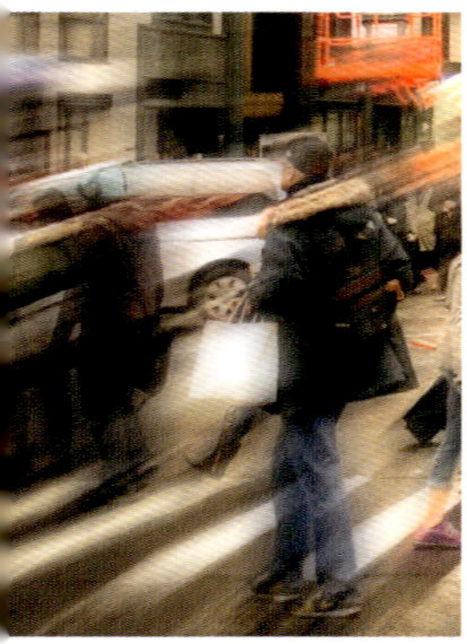

Stress als Bodybuilder

Grundsätzlich ist Stress so etwas wie gesundes Bodybuilding für jedes Organ, ein Funktionssystem für Körper und Seele. Bei Stress produzieren die Nebennieren vermehrt Adrenalin. Durch diesen Hormonschub sind wir aufmerksamer und können mehr leisten, wenn es nötig ist. Ohne ein Mindestmaß an Stresshormonen könnten wir uns nicht bewegen. Nur durch sie wird ausreichend Energie für die Muskulatur bereitgestellt. Sogar unser Lebensmuskel, das Herz, könnte nicht ohne Stresshormone arbeiten. Es ist eine Art Antriebsquelle, damit wir uns der Welt anpassen können, die sich ständig ändert.

Stress ist auch eine Art Frühwarnsystem, ein gesundes Regulativ. Er sagt uns, wenn wir den Bogen überspannen. Problematisch wird es, wenn wir das Gefühl haben, dass wir die Lage nicht mehr im Griff haben. Und wenn die Alarmbereitschaft zum Dauerzustand wird. Wenn wir durch zu viel Adrenalin müde und gereizt sind. Leider haben wir oft zu viele Belastungen in unserem Leben, die uns nicht guttun. Stress ist vielfach zu unserem ständigen Begleiter geworden. Wir machen zu wenige Pausen, tun zu wenig für uns. Wir haben verlernt, wie das süße Nichtstun geht. Viele haben Angst, dass sie ihr tägliches Pensum nicht schaffen, wenn sie etwas machen, das nichts mit der Arbeit zu tun hat. Also machen sie weiter, in der Tretmühle des Lebens. Ohne entspannende, stärkende Pausen, in denen sie tief Luft holen können. Dabei wäre es so cool, einmal aus dem Hamsterrad auszusteigen, oder? Einmal nicht unter Strom zu stehen. Ruhig zu bleiben, selbst in schwierigen Situationen. Das Leben zu genießen. Ich sage mir immer wieder: Ich habe es verdient, glücklich zu sein! Aber reicht das aus? Nein. Ich muss etwas dafür tun. Von nichts kommt nichts.

Freizeitstress

Manchmal laden wir uns zusätzlichen Stress in der Freizeit auf. Einmal beklagte sich Andrea, eine meiner Schülerinnen, im Workshop, dass ihr alles zu viel wird: „Ich liebe meinen Job, aber ich bin echt fertig!", meinte sie. Im Gespräch stellte sich später heraus, dass es nicht der Job war, der sie stresste, sondern die Aktivitäten in der Freizeit. Ihren Freund sah sie nur am Wochenende, und wenn sie zusammen waren, wollte er am liebsten nur sporteln. Radfahren oder bergwandern. Sie wollte am Samstag stattdessen lieber ausschlafen, in Ruhe ihr Frühstück genießen und vielleicht gemütlich shoppen gehen. Doch sie stellte ihre eigenen Bedürfnisse zurück, sagte nichts zu ihrem Freund und versuchte stattdessen, sportlich mitzuhalten. Sie wollte die wenige Zeit, die sie hatten, gemeinsam verbringen. Ein klärendes Gespräch zwischen den beiden und ein Kompromiss hätte ihr Leben vielleicht leichter und lustiger gemacht.

Natürlich haben manche von uns mehr Druck als andere. Vor allem diejenigen, die Kinder haben oder sich um Pflegefälle in der Familie kümmern müssen. Aber manchmal verplanen wir auch unsere Freizeit so sehr, dass wir unter Termindruck kommen. Mit Theater, Kino, Sport und Events.

Wir kommen aus vielen Gründen unter Druck, nicht nur, wenn uns der Chef anschreit, wir ausgiebig feiern oder ständig unter Zeitdruck sind. Es gibt viele Dinge, die unseren Körper stressen.

Was bringt uns unter Druck?

- Körperlich: Hitze, Lärm, Krankheiten, Schmerzen, zu wenig Schlaf, Medikamente, schwere körperliche Arbeit, Reizüberflutung
- Psychisch: neue Situationen, Verantwortung übernehmen, Termindruck, Angst vorm Versagen, negative Gedanken, Aufregung, Ängste und Sorgen
- Mental: berufliche oder private Belastungen, ungelöste Probleme, ständige Überforderung, insbesondere die Mischung aus Haushalt, Kindern und Beruf unter einen Hut zu bringen
- Sozial: Streit, Tod von Angehörigen und Freunden, Isolation (zum Beispiel durch Mobbing)
- Metabolisch: die für uns falsche Ernährung
- Nicht-Nein-sagen-Können: Manchmal können wir nur Ruhe finden, wenn wir bezüglich unserer Zeit und Beziehungen harte Entscheidungen treffen. Wenn wir nicht überall dabei sind und nicht zu allem „Ja" sagen. Wir haben die freie Wahl, mit wem wir unsere Freizeit verbringen. Nicht jeder muss unlimitierten Zugang haben.

Es kommt wie immer auf die Dosis an

Mit einem mittleren Stresslevel können wir gut leben. Wir empfinden das sogar als Würze des Lebens. Bei positivem Stress, „Eustress", nutzen wir die Energie im positiven Sinn, wir entladen sie. Wir tun etwas, sind aktiv, meistern Herausforderungen. Die Hormonkonzentrationen kehren nach kurzer Zeit wieder zum Normalspiegel zurück.

Hält der Stress aber länger an und ist er besonders intensiv, wird es uns irgendwann zu viel. Jeder hat dabei seine eigene Grenze. Es ist die Dosis, die das Gift macht.
Der negative Stress, „Distress", ist ein Zeichen für Überforderung. Die Energie und die Stresshormone werden nicht ausreichend abgebaut. Und wenn wir unter Dauerstress stehen, dann wirkt sich das schädlich auf den gesamten Organismus aus.

Stress ist individuell

Manche Kolleginnen bei den Nachrichten brauchen genau diesen Kick, eine Story in letzter Minute zu produzieren. Wenn ein Thema „ausbricht", wie man in der News-Welt so schön sagt, dann laufen sie erst richtig zur Höchstform auf. Für sie ist arbeiten unter Zeitdruck eine Herausforderung.

Andere finden es dagegen unglaublich belastend, wenn sie einmal bei den aktuellen Nachrichten aushelfen müssen und etwas innerhalb kürzester Zeit auf Sendung gehen soll. Das heißt, Stress wird von jedem unterschiedlich wahrgenommen und auch nicht jeden Tag gleich.

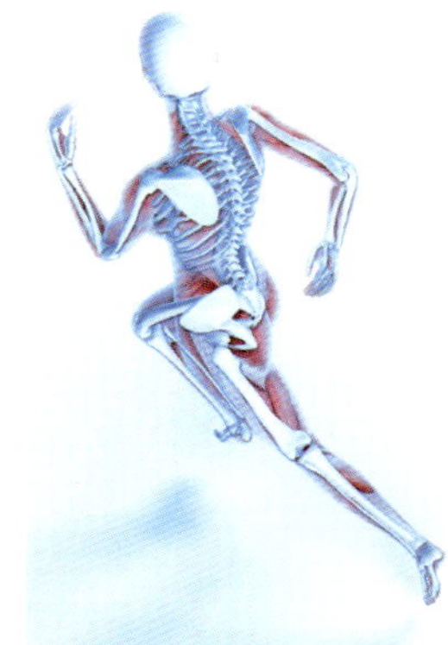

Was im Körper bei Stress wirklich abläuft

Vor Jahrtausenden hat uns Stress für Flucht und Kampf fit gemacht. In einer Notsituation musste unser Gehirn sofort entscheiden, ob wir vor einem gefährlichen Raubtier wie dem Säbelzahntiger (ein Raubtier, das in Nordamerika vor etwa 10 000 Jahren ausgestorben ist) flüchten oder gegen ihn kämpfen sollen. In so einer Situation passiert im Körper wahnsinnig viel: Die stärkenden Hormone laufen auf Hochtouren. Wir können mehr leisten als sonst. Das sympathische Nervensystem macht uns bereit, damit wir auf Bedrohungen reagieren können. Es signalisiert dem Mark der Nebennieren, Adrenalin auszuschütten. Das Herz schlägt schneller, wir atmen schneller, der Blutdruck steigt, es wird mehr Blut in die Muskeln der Arme und Beine gepumpt. Die Muskelspannung steigt. Der ganze Körper ist in Alarmbereitschaft. Dieses System braucht jedoch auch eine Menge Energie. Es schüttet freie Radikale (kleine Partikel, die die Zellen schädigen) aus, Entzündungen können im Körper entstehen. Auf der anderen Seite werden die Verdauung und das Immunsystem heruntergefahren, weil diese im Notfall sekundär sind. Kämpfen oder flüchten – egal, welche Entscheidung man damals getroffen hat, der akute Stress war nach einiger Zeit wieder vorbei. Die Anspannung des Körpers konnte sich entladen. Dadurch sind die erhöhten Hormonspiegel wieder auf Normalwerte abgesunken.

Heute gibt es diese Bedrohungen zum Glück nicht mehr, aber es gibt zahlreiche andere Stressfaktoren und die sind nicht minder schlimm als furchteinflößende Urzeit-Tiger mit extralangen Reißzähnen. Sie reichen von Mobbing, Arbeitslosigkeit und Lärm bis zu Unterforderung, Zukunftsangst oder Einsamkeit. Unser Gehirn unterscheidet aber nicht zwischen den verschiedenen Stressfaktoren. Die Stresshormone denken nicht selbstständig und sie unterscheiden nicht zwischen einem gefährlichen Raubtier und Rechnungen, die nicht bezahlt werden können, oder einem nervenden Nachbarn. Sie werden einfach aktiv. Der Unterschied zur Urzeit besteht darin, dass die Stresssituationen andauern. Erholungszeiten fehlen oft. Das heißt, wir stehen eigentlich ständig unter Strom. Der Druck wird chronisch. Und wir bauen den Stress nicht ab, weil wir uns zu wenig bewegen.

Auswirkungen von chronischem Stress auf Körper und Geist

Machen wir einen kleinen Test: Was glaubst du, wie lange es dauert, bis unser Körper auf Stress reagiert? Im Schnitt dauert es gerade einmal eine Viertelsekunde! Und wie lange dauert es, bis sich unser Körper von einer schwierigen Situation wieder erholt hat? Bis sich die Stresshormone wieder auf ein gesundes Level eingependelt haben? Bei Adrenalin, einem Hormon, das eine akute Stressreaktion auslöst, sind es drei bis zehn Minuten. Bei Cortisol, einem wichtigen Hormon für die nachfolgende Stressbewältigung, kann es sogar bis zu 24 Stunden dauern. Und das bedeutet: Wenn es in dieser Zeit immer neuen Stress gibt, dann hat unser Körper keine Möglichkeit, sich zu erholen.

Und stressige Situationen gibt es ständig: Zum Beispiel, weil ich schon wieder spät dran bin, im Auto sitze und die Ampel rot ist oder der Vordermann nicht weiterfährt. Dann krampft sich der Bauch zusammen und wir atmen oben im Brustbereich. Oder wir halten die Luft an. Wir atmen nicht aus dem Bauch heraus, so wie es besser für uns wäre, und das verstärkt die Stresssituation. Und was passiert im Gehirn? Über den Thalamus werden Informationen an die Großhirnrinde weitergegeben und wenn nötig werden weitere Stresshormone ausgeschüttet.

Das heißt, die Konzentration der Stresshormone kann nicht sinken. Sie bleibt hoch. Alle Körperfunktionen bleiben in Alarmbereitschaft und gehen nicht auf „Normalniveau" zurück. Die Folge ist chronische Überlastung. Und die ist sogar im Blut messbar. Denn durch chronischen Stress steigt laut Arbeitsmediziner Dr. Karl Böhm das Cortisol im Blut, was zu Depressionen und einem schwächeren Immunsystem führen kann.

Deshalb wäre es sehr hilfreich, so auf den Stress zu reagieren, wie wir es zu Urzeiten getan hätten: mit Bewegung. Durch den Wald laufen, brüllen, Holz hacken. Es geht aber auch mit Sport, Ausdauersport und Kraftsport. Und es gibt viele weitere Möglichkeiten, Stress abzubauen und das parasympathische Nervensystem, den beruhigenden Teil des Nervensystems, zu aktivieren. Es beruhigt das Herz, verringert Entzündungen. Wir brauchen beide Systeme. Das parasympathische und das sympathische Nervensystem. Aber für einen gesunden Geist und Körper müssen beide Teile in Balance sein.

Adrenalin ist das wohl bekannteste Stresshormon. Es wird in der Nebenniere gebildet und mit einem weiteren „Notfallhormon", dem Noradrenalin, bei physischen oder psychischen Belastungen ausgeschüttet. In der Folge fährt unser Körper in kürzester Zeit sein Alarmsystem hoch. Und dafür braucht es Energie. Viel Energie. Fett und Zucker werden bereitgestellt, das Herz schlägt deutlich schneller, der Blutdruck steigt. Mehr Blut zirkuliert durch Körper und Gehirn. Du kannst dich besser konzentrieren. Die Verdauung wird auf ein Minimum zurückgefahren. Adrenalin wirkt kurzzeitig. Dein Körper mobilisiert alle Reserven, du bist wach und voll da. Dieser Modus hat uns ursprünglich in Gefahrensituationen geholfen. Adrenalin ist das wichtigste Aktivierungshormon. Das ist in vielen Fällen positiv. Wir sind leistungsfähiger in Job oder Sport. Wir fühlen uns gut, wenn wir eine schwierige Situation gemeistert haben. Das Problem ist, dass unser Körper sich dieses Gefühl merkt und es wieder und wieder haben will. Nicht umsonst gibt es den Begriff „Adrenalin-Junkies".

Cortisol hat eine eher langfristige Wirkung und kommt zum Einsatz, wenn der Stress anhält. Es wird etwa zehn Minuten nach dem Adrenalin ausgeschüttet. Du bist über einen längeren Zeitraum leistungsfähig, aber auf einem niedrigeren Niveau. Das Aufputschmittel soll den Körper unter anderem auch vor den Folgen von zu viel Adrenalin schützen. Es hemmt Entzündungen. Cortisol hat aber auch negative Effekte und die reichen von Schlafproblemen bis zu Osteoporose. Für den chronischen Stresszustand wird viel Energie benötigt. Energie, die woanders fehlt. Um das Stressniveau zu messen, kann Cortisol im Speichel getestet werden.

Zu viel Stress macht uns alt und krank

Früher oder später bekommen wir die Rechnung für chronischen Stress präsentiert. Und er macht sich bei jedem unterschiedlich bemerkbar. Der eine hat Kopfweh, Migräne oder Schlafstörungen. Der andere spürt es im Magen oder im Rücken. Mögliche Stressauswirkungen auf den Körper sind auch chronische Müdigkeit, Verspannungen, Verdauungsstörungen, Bluthochdruck, Diabetes, erhöhte Cholesterinwerte, Herz-Kreislauf-Erkrankungen, Allergien, Hautausschlag, schlechtere Hautqualität, sinkende Fruchtbarkeit oder entmineralisierte Knochen.

Dazu können seelische Folgen kommen. Und unsere Toleranzgrenze sinkt. Wir fühlen uns leichter gereizt, ärgern uns schneller, sind eventuell niedergeschlagen, hoffnungslos. Wir sehen nur noch das Negative.

Wenn wir dauernd Stress haben, können wir uns auch nicht so gut konzentrieren. Wir vergessen mehr und sind weniger kreativ. Achte auf die Zeichen, die dir dein Körper gibt, und mach mal Pause!

Kapitel 2

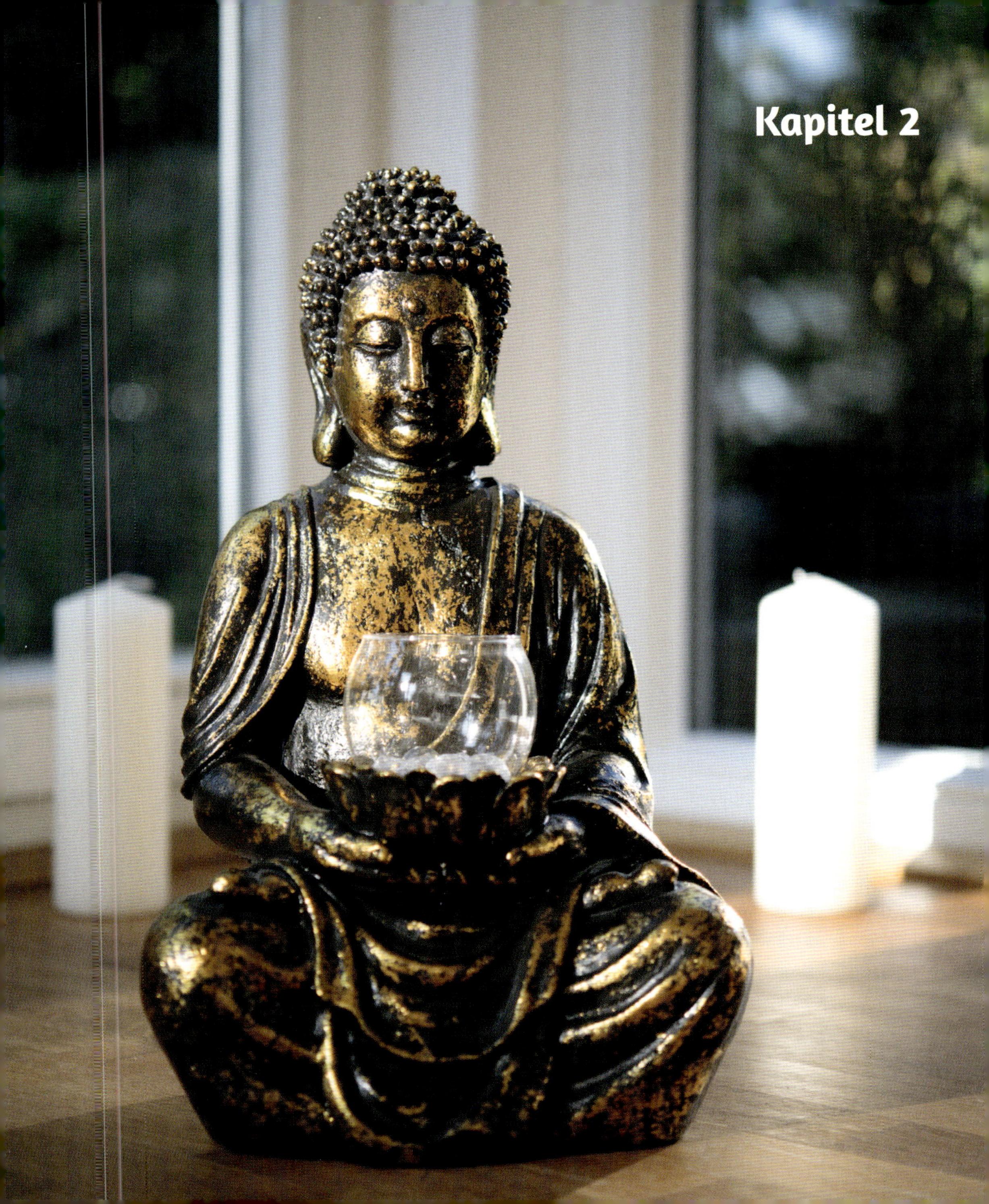

Harmonie – Balance

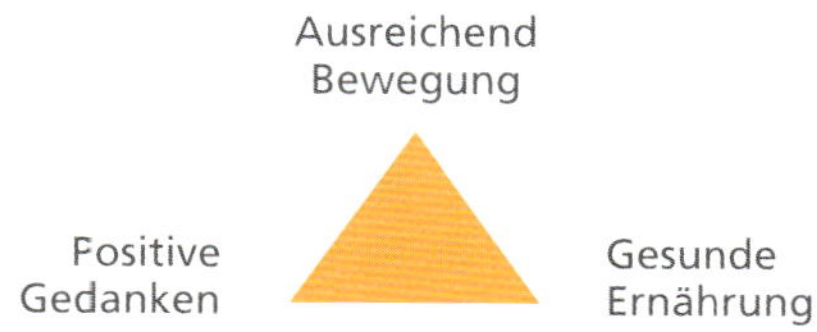

Entscheidend ist die Balance zwischen Körper und Geist. Wenn wir nur kopflastig sind, hält uns keiner aus. Umgekehrt funktioniert es auch nicht. Um Harmonie im Körper herzustellen, brauchen wir das richtige Maß an Bewegung und die richtige Ernährung. Denn unser Gehirn kann kaum Energie speichern und braucht daher ständig Nachschub. Und wir brauchen positive Gedanken. Diese drei Elemente sind wesentlich, damit es uns gut geht.
Dabei wird der Einfluss des Denkens meist unterschätzt. Unsere Erbanlagen entscheiden zwar, was wir mit auf den Weg bekommen. Unsere Lebensweise wird aber maßgeblich von unserem Denken beeinflusst. Und das hat auch Auswirkung auf unser Bewusstsein.

„Es sind oft die kleinen Dinge, die Großes bewirken."

Ein erwachsener Mensch hat etwa 100 Billionen Körperzellen. Oder deutlicher: 100 000 000 000 000 Körperzellen. Die schlechte Nachricht: Gerade jetzt, in diesem Moment, sind etwa 50 Millionen abgestorben. Die gute Nachricht: Unser Körper erneuert sich ständig selbst. Die Bilanz ist unterm Strich fast ausgeglichen. Aber eben nur fast, so Joachim Schüring, Autor des Artikels „Wie viele Zellen hat der Mensch?".[1] Denn erwachsene Menschen bauen nach und nach ab. Umso wichtiger ist es, dass wir entsprechende Energie bereitstellen, also unsere Zellen mit „positivem Material" füttern. Bildlich gesprochen könnte das so ausschauen: Wenn ich glaube, dass ich mit 45 Jahren alt bin, dann wird diese Information wie beim Dominoeffekt an alle Zellen weitergegeben und eine Zelle sagt zur anderen: „Oh Mann, sind wir alt." Dann fühlen wir uns womöglich älter, als wir sind. Wenn wir uns aber denken: „Mit 45 Jahren geht's erst richtig los!", weil zum Beispiel die Kinder aus dem Gröbsten raus sind oder es einen neuen Job, einen neuen Partner in unserem Leben gibt, dann werden die Zellen einander genau das weitersagen.

Positive Selbstgespräche

Ich habe vor einigen Jahren meine Ernährung komplett umgestellt. Mein Ziel war es, ein paar Kilo zu verlieren. Kein Weißbrot, sondern Schwarzbrot. Mehr Gemüse, Eiweiß, Fisch. Und weniger Süßes. Letzteres war für mich besonders hart. Denn dummerweise hatte ich mit der Umstellung mitten in der Vorweihnachtszeit begonnen. Sobald ich die leckeren Kekse gesehen habe, kam der Gedanke „Ich darf das nicht essen" und ich war frustriert. Ich erkannte, dass dieser Gedanke wenig hilfreich ist, eher ein Schuss ins Knie. Denn er machte mich schwach. Es ist ein Verbot. Ab diesem Zeitpunkt änderte ich meine Denkweise auf „Ich esse das nicht!". Damit traf ich selbst eine Entscheidung und war stark. Dadurch, dass ich bei meiner Entscheidung geblieben bin, war ich sogar noch stärker. Diese Art zu denken hat auch etwas mit Stolz zu tun. Ich sage selbst, was zu tun ist und was ich will. Es schreibt mir niemand etwas vor.

„Ich mache das nicht!", statt „Ich kann/darf das nicht!"

Beispiele dafür gibt es nicht nur beim Thema Essen. Anstatt zu sagen: „Ich darf mein Training im Fitnessstudio nicht verpassen" oder „Ich muss trainieren", ist es besser zu sagen: „Ich verpasse mein Training im Fitnessstudio nicht" oder noch besser: „Ich trainiere."

Innere Monologe können unser Verhalten beeinflussen. Sowohl zum Positiven als auch zum Negativen. Und negative Gedanken können uns ebenso stressen. Daher lohnt es sich, einen Blick hinter die Kulissen zu werfen. Denn wenn sich negative Überzeugungen in unserem Kopf verankert haben, wenn wir sie wirklich glauben, dann müssen wir sie erst einmal kritisch hinterfragen, um sie loszuwerden.

Was musst du machen? Was darfst du nicht? Was gelingt dir nicht?

____

Wer sagt das eigentlich?

____

Stimmt das überhaupt?

____

Wie fühlt sich dieser Gedanke an?

Sei nett zu dir, verurteile dich nicht für das, was du denkst. Erst wenn wir erkennen, dass es unter Umständen gar nicht stimmt, was wir denken und uns in der Folge klein macht, können wir festgefahrene Gleise verlassen und schlechte durch gute Gedanken ersetzen:

Welchen Satz könntest du umdrehen?

Wie fühlt sich der Unterschied an?

Die folgende Übung kann dir dabei helfen, zu positiven Gedanken zu finden.

ÜBUNG

Happy Buddha – ruhig in 5 Minuten

Es gibt immer wieder Situationen, in denen wir unter Druck geraten oder negativ auf etwas reagieren. Wenn du dich widersetzt, erzeugst du Widerstand. Und Widerstand erzeugt in diesem Moment Leiden. Wenn du dagegen das, was gerade passiert, akzeptierst oder zumindest sein lässt, wirst du mehr Frieden haben. Es passiert sowieso gerade. Ein indisches Sprichwort sagt: „Das Lächeln, das du aussendest, kehrt zu dir zurück."

Es heißt nicht, dass du alles gut findest. Aber das Lächeln ist mächtiger als Widerstand. Und in der Wut ist noch nie eine gute Idee entstanden (mehr dazu in Kapitel 5, „Stress akzeptieren").

HIER IST DER TRICK: Suche ein ruhiges Plätzchen und setze dich in die einfache Haltung (Schneidersitz) oder auf einen Stuhl. Die einfache Haltung hat den Vorteil, dass sie den Rücken stärkt, die Hüften dehnt, den Geist und den Körper beruhigt. Achtung bei Knieproblemen! Dann lieber die Beine ausstrecken.

Wichtig ist, dass der Rücken gerade ist. Lege die Hände ineinander in den Schoß. Nur die Daumen berühren sich. Das geht auch am Schreibtisch. Atme lang und tief durch die Nase ein und durch den Mund aus. Das kann auch ein lautes, langgezogenes „Ha“ sein. Bewusstes Ausatmen hilft, um sich von den Gedanken des Alltags zu lösen. Mit jeder Ausatmung wirst du ruhiger und ruhiger. Lass den Atem einfach fließen. Schließe die Augen, während sich dein Körper entspannt. Und dann atme nur noch durch die Nase ein und aus. Denke an etwas, das dir Freude bereitet. Wo wärst du jetzt gerne? Was würdest du jetzt gerne machen? Das Lächeln breitet sich auf deinem Gesicht aus: auf der Stirn, in den Augen, der Nase, auf deinem Mund. Du spürst, wie die Mundwinkel nach oben gehen. Das Lächeln wandert durch den ganzen Körper und beruhigt ihn sofort. Eine Zelle stößt die andere an und sagt: „Hey, entspanne dich.“ Du kannst dich auch fragen: Warum habe ich jetzt gerade diesen Stressmoment erlebt? Welche Möglichkeiten habe ich? Werde ich dadurch stärker?

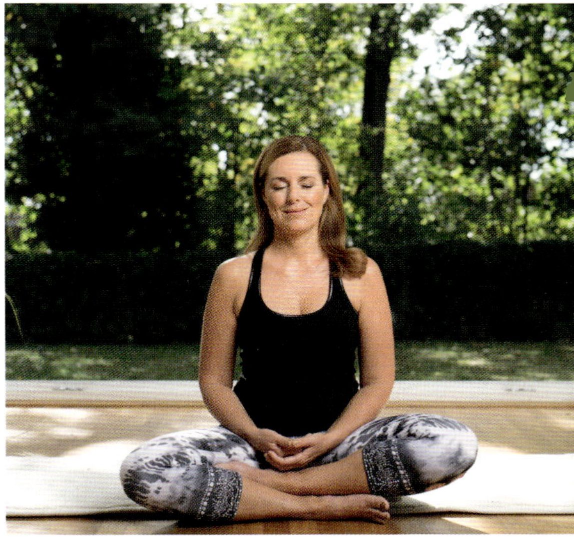

WIRKUNG: Lächeln wird sowohl in der indischen als auch chinesischen Lehre eine starke, positive Wirkung auf Körper und Geist nachgesagt. Es beeinflusst die Stimmung positiv. Du gibst dem Geist souverän die Information „Ich stehe drüber“. Wenn wir glücklich sind, sendet das Gehirn automatisch Signale an den Mund und wir lächeln oder lachen. Atmung und Herzschlag ändern sich. Glücksgefühle werden ausgeschüttet. Es funktioniert aber auch anders herum, wenn der Mund Signale an das Gehirn schickt: „Schau mal, ich lächle.“ Auch ganz ohne Grund. Das heißt, Mund und Gehirn beeinflussen sich gegenseitig.
Mache die Meditation nicht, wenn du gerade mit deinem Partner, Kollegen oder Chef im Streit bist. Dein Lächeln könnte in dem Moment falsch aufgefasst werden.

Kapitel 3

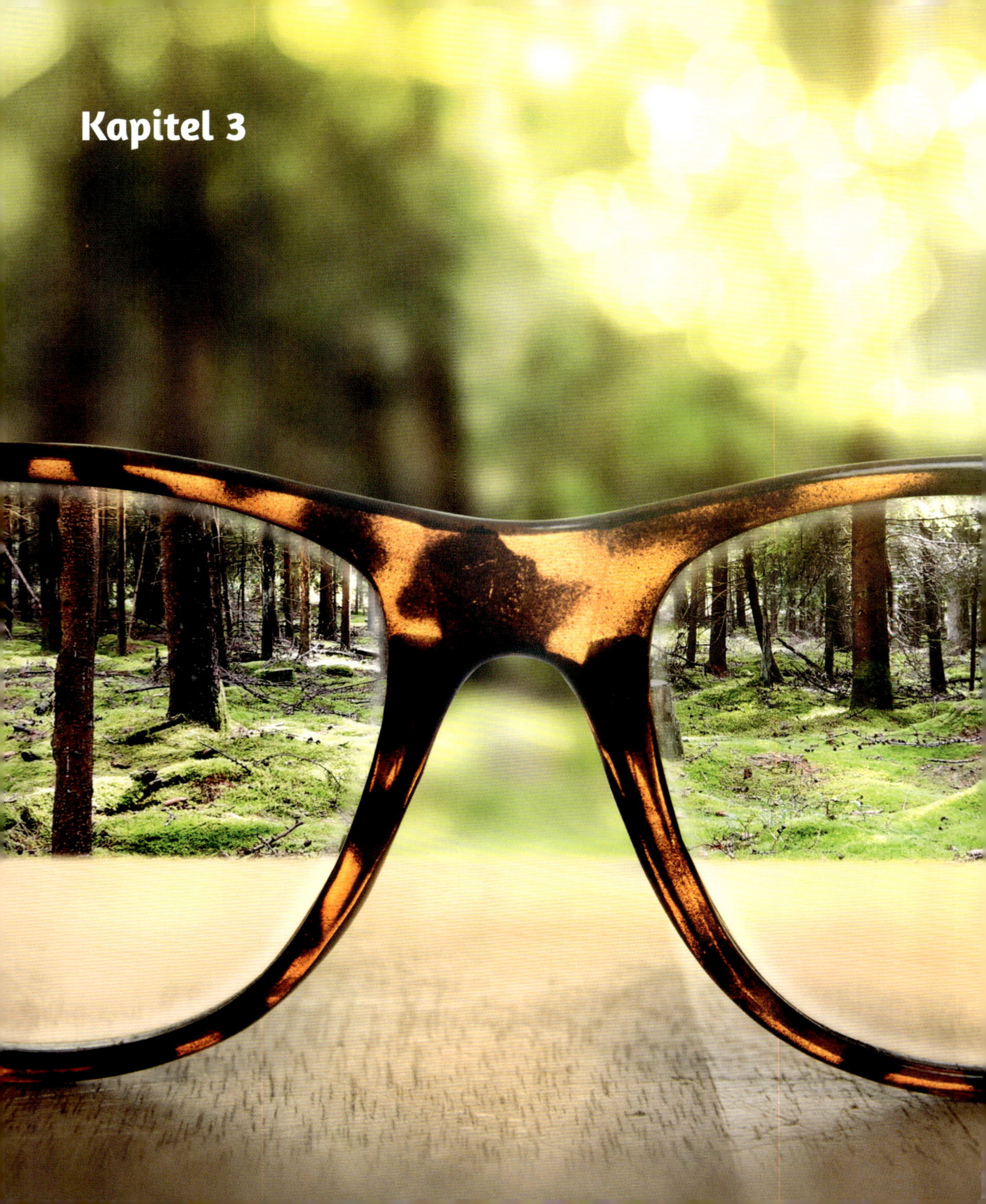

Das Übel an der Wurzel packen

Wir können Gelassenheit genauso trainieren wie körperliche Fitness. Damit wir dabei wirklich erfolgreich sind, sollten wir zunächst einmal genau hinschauen und akzeptieren, dass wir Stress haben. Und wir müssen lernen, damit umzugehen. Die Voraussetzung dafür ist, dass wir unser Stressmuster genau kennen und verstehen, was und wie wir denken und handeln. Wir müssen das Übel an der Wurzel packen. Wie bei den negativen Gedanken. Erst dann können wir etwas ändern. Dann haben wir die Chance, dort anzusetzen und zielgerichtete Lösungen und Alternativen zu finden. So ist dauerhafte Entspannung möglich.

„Manche Situationen können wir nicht ändern.

Aber wir können unsere Gedanken, unsere Sichtweise darauf ändern und mehr vom Leben haben. Was ist das größere Ziel?"

Manchmal ist es auch wichtig, den Blickwinkel zu ändern. Gibt es die Möglichkeit, eine Situation anders zu sehen? Wie reduziere ich die Fronten, an denen ich kämpfe? Ein Beispiel: Wir bitten die Kinder, immer regelmäßig mit dem Hund Gassi zu gehen. Denn sonst gibt es ein Geruchsdrama in der Wohnung. Wenn ich die Kinder mehrmals ermahne und nichts passiert, muss ich mich nur ärgern. Mein Mann ebenso. Die Folge: Wir sind beide gefrustet und der Hund macht auf unseren neuen Teppich im Wohnzimmer. Wenn wir stattdessen nichts sagen und selbst gehen, kostet es weniger Energie. Und wir fühlen uns nicht ganz so ohnmächtig. Wir machen dafür einen schönen Spaziergang am Wasser und bewegen uns an der frischen Luft. Was soll's! Wenn die Kinder das nächste Mal etwas wollen, müssen sie eben auch warten.
Es ist aber auch wichtig, dass wir unsere Gefühle bewusst wahrnehmen. Denn nicht immer ist etwas so, wie es scheint. So stresst uns vielleicht nicht das Projekt im Job selbst, sondern die Gefühle, die wir damit verbinden. Etwa die Angst, dass wir es nicht schaffen. Oder wir können mit dem Kollegen nicht, mit dem wir zusammenarbeiten sollen.

So, wie wir auch unsere Wohnung regelmäßig entrümpeln und uns dadurch befreiter fühlen, sollten wir uns selbst auch immer wieder „ausmisten". Nimm dir daher bitte einen Moment Zeit.
Ich würde gerne folgende Übung mit dir machen: Was stresst dich ganz

persönlich? Fülle den Fragebogen aus, aber vermeide Rechtfertigungen. Sprich von dir am besten in der dritten Person und schreibe einfach deinen Namen in die Lücke. Frage also nicht: „Warum bin ich so gestresst?", sondern „Warum ist Angelika so gestresst?". Dadurch siehst du das Ganze distanzierter und emotionsloser und kommst schneller und gründlicher voran. Behandle dich selbst wie eine Freundin.

____________ *gerät oft in Situationen, die zu Stress und unangenehmer Anspannung führen. Diese Situationen sind:*

____

____

Wie oft befindet sich ____________ *in so einer Situation?*

____

____

Was ist der Auslöser? Warum kommt ______ *überhaupt in diese Situation?*

____

____

Wie lange geht das schon so?

____

____

Ist es wirklich nur der äußere Umstand? Oder ist es dessen Bewertung?
(Beispiel: Nicht Weihnachten ist stressig, sondern die Vorbereitungen, die wir oft auf die letzte Minute verschieben, oder der Besuch, der ins Haus steht.)

____

____

Du kannst diese Liste auch einer Person deines Vertrauens geben. Denn manchmal sehen uns andere Menschen aus einem anderen Blickwinkel oder haben vielleicht Lösungsvorschläge für uns parat, die wir so nicht gesehen oder in Betracht gezogen hätten.
Und jetzt schau, welche Möglichkeiten du hast, künftig leichter durchs Leben zu gehen:

1. *Welche Möglichkeiten hat ____________, Stress zu reduzieren?*

____

____

2. *Was kann ____________ helfen, wenn ____________ trotzdem in so eine Situation geraten ist?*

____

____

3. *Was ist der erste Schritt zur Veränderung, den _________ gehen muss?*

____

____

4. *Wie wäre _________ Leben, wenn _________ mehr auf diese Aspekte achten würde?*

____

5. *Gibt es außerdem noch ein Geschenk, das sich _________ gern machen würde, wenn _________ diesen ersten Schritt gegangen ist?*

____

____

____

Kapitel 4

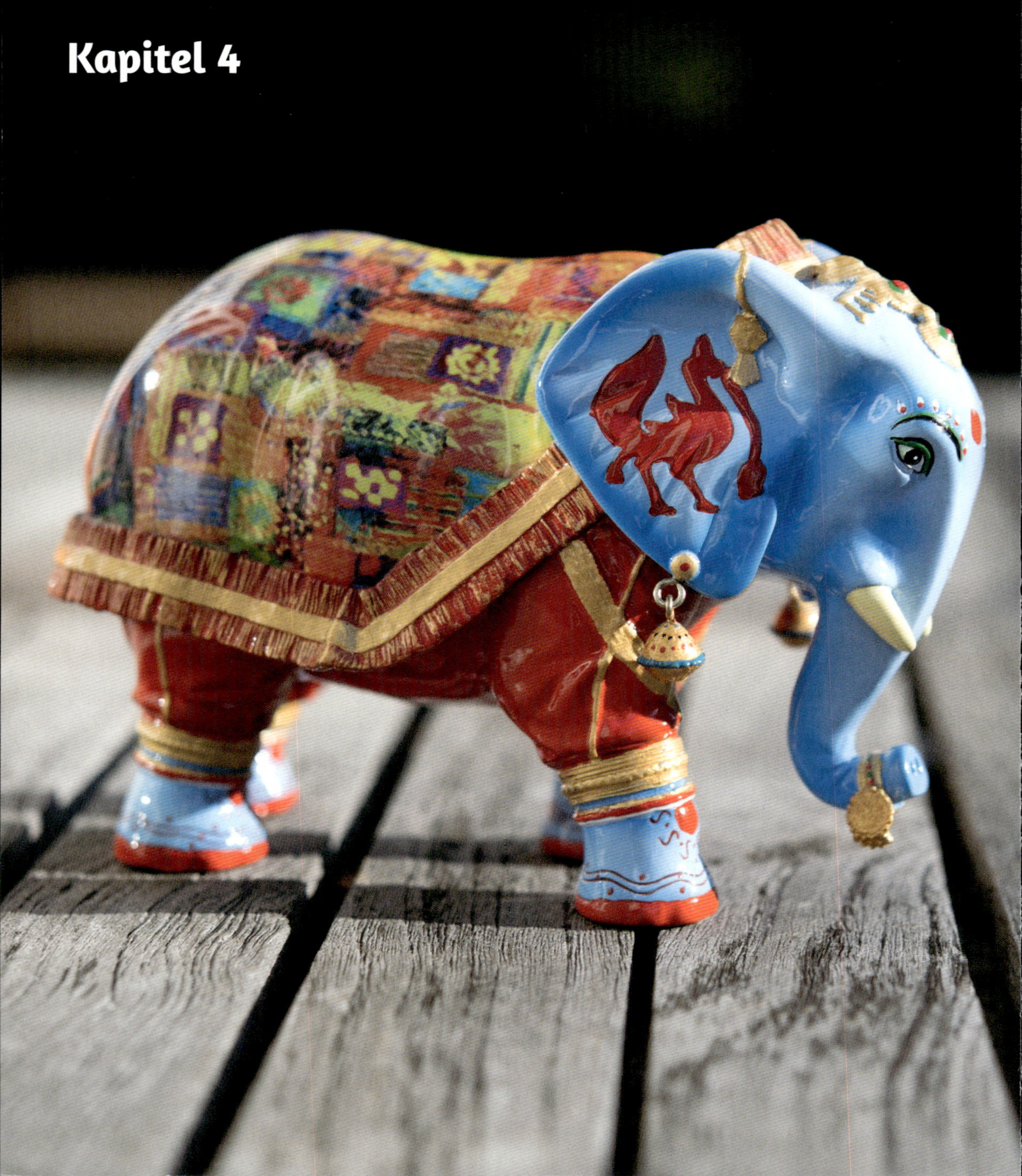

Nie mehr To-do-Listen

Jahrelang habe ich To-do-Listen für mich geschrieben. Ich habe auf einem Zettel eine große Liste gemacht und durchgestrichen, was erledigt war. Das Problem dabei: Alles war unglaublich dringend. Und schon hatte ich wieder mehr Stress. Das folgende System bedeutet für mich wirklich weniger Druck.

Ich nehme ein Blatt, falte es in drei Teile und beschrifte die Spalten mit:

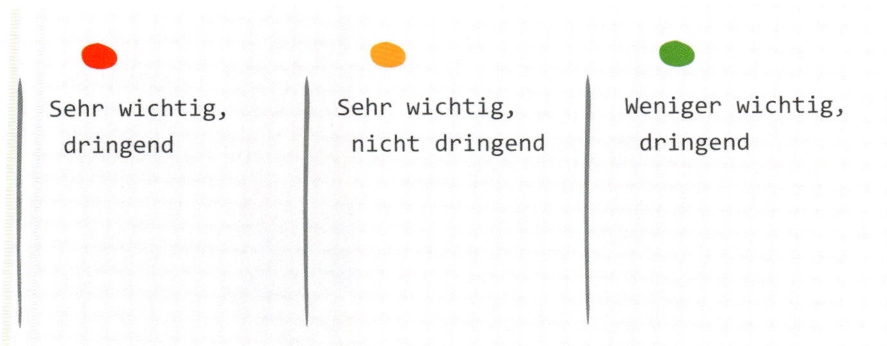

Sehr wichtig, dringend
Sehr wichtig, nicht dringend
Weniger wichtig, dringend

Mit diesem System filtere ich die sehr wichtigen und dringenden Dinge sofort heraus. Es zwingt mich quasi dazu. Und bei vielen Dingen fällt mir dann auf, dass sie viel weniger dringend sind, als ich zunächst gedacht habe. Versuche es mal für dich.

Weniger ist mehr

Manchmal nehmen wir uns auch zu viel vor und bringen uns selbst künstlich unter Druck. In einer Zeit, in der immer mehr auf uns einströmt, ist es umso wichtiger herauszufinden, was wirklich wichtig ist. Was wir brauchen und was nicht.

Weniger ist mehr. Viel mehr. Frage dich nach diesem Motto, was wirklich für dich zählt.

Langfristig: Was ist wirklich wichtig für mich? Was sind meine Ziele? Wo will ich erfolgreich sein?

____

____

Und was kann ich weglassen, um diese Ziele zu erreichen?

____

____

Folgende Übung kann dir helfen, die sehr wichtigen und sehr dringenden Dinge mit voller Konzentration in Angriff zu nehmen.

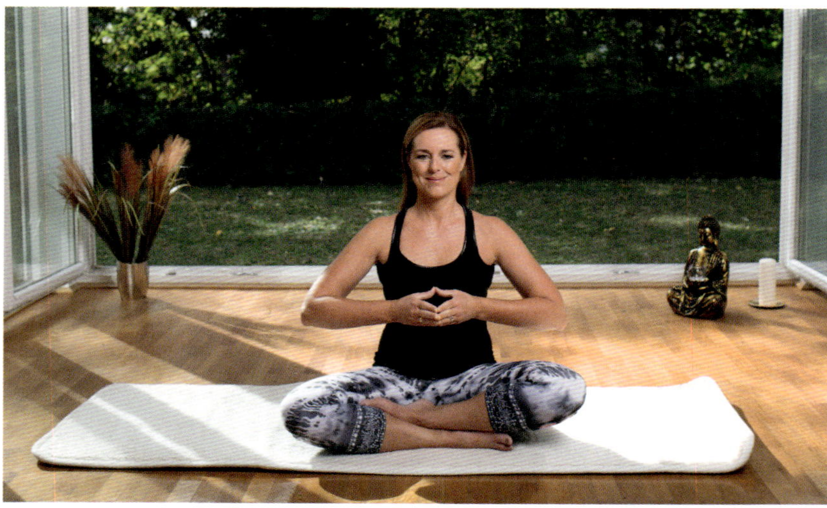

ÜBUNG **Power of the mind – volle Konzentration in 5 Minuten**

Die Deadline für dein Projekt rückt immer näher und das Ganze artet schon wieder in Stress aus? Dein Chef will eine gute Idee von dir, und zwar gleich? Du hast ein wichtiges Gespräch, hältst einen Vortrag? Oder du willst in einer Prüfung glänzen? Diese Übung beruhigt. Du bist bereit, Herausforderungen anzunehmen. Sie ist auch als Hakini- oder Obama-Mudra bekannt.

HIER IST DER TRICK: Die Übung ist überall und jederzeit anwendbar. Bilde mit deinen Händen ein Dreieck vor der Brust. Lege die Fingerspitzen der linken und rechten Hand mit sanftem Druck aneinander. Die Handflächen berühren sich nicht. Atme lang und tief durch die Nase ein. Atme ganz fest durch den Mund aus. Schließe die Augen. Konzentriere dich auf den Punkt zwischen den Augenbrauen, das „dritte Auge". Zähle bis 21. Du kannst die Übung gerne auch länger machen. Schon nach wenigen Atemzügen wirst du merken, dass sich die Atmung vertieft. Abschließend atme tief ein und wieder aus. Schüttle die Hände kurz über dem Kopf aus und relaxe. Du kannst „Finger-Yoga" überall und jederzeit machen: im Lift, in der Badewanne oder in der U-Bahn. Politiker wie Obama und Merkel machen diese Handhaltung bei wichtigen Gesprächen. Und viele machen es vollkommen unbewusst. Sie meditieren auf diese Weise.

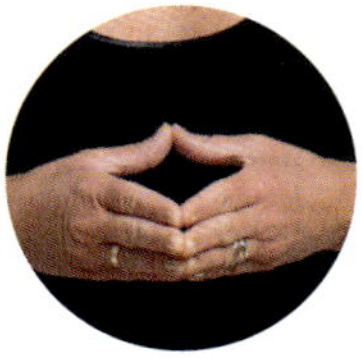

Bedeutung der einzelnen Finger:

Daumen:
reguliert die Sorgen

Zeigefinger:
verringert Angst

Mittelfinger:
vertreibt Wut

Ringfinger:
spendet Trost

Kleiner Finger:
zügelt (Über-)Eifer, entschleunigt

WIRKUNG: Diese Körperhaltung ist perfekt während intensiver Arbeitsphasen. Sie kann dich beruhigen und entspannen. Gleichzeitig ist sie pure Energie fürs Gehirn. Du kannst klarer denken, bist aufnahmefähiger, kannst dich besser konzentrieren und erinnern sowie besser Entscheidungen treffen. Deine Intuition wird gestärkt. Wenn sich die Fingerspitzen berühren, arbeiten die beiden Gehirnhälften besser zusammen. Bestimmte Stellen der Handflächen und Finger stehen in Bezug zu den einzelnen Organen, zum Gehirn. Ein leichter Druck auf die Fingerspitzen kann daher schon eine positive Wirkung haben. Die tiefe Einatmung führt zu Ausdauer und Ruhe. Die Ausatmung durch den Mund aktiviert das parasympathische Nervensystem, unsere natürliche Stressbremse.

SETZE NOCH EINS DRAUF: Wenn du die Wirkung dieser Meditation verstärken möchtest, drücke die Zunge beim Einatmen leicht gegen den Gaumen (vorne oder hinten). Lass die Zunge beim Ausatmen wieder sinken. Die Stimulation des Gaumens hat eine Sogwirkung. Sie stimuliert Nervenzellen und wichtige Bereiche im Gehirn.

Kapitel 5

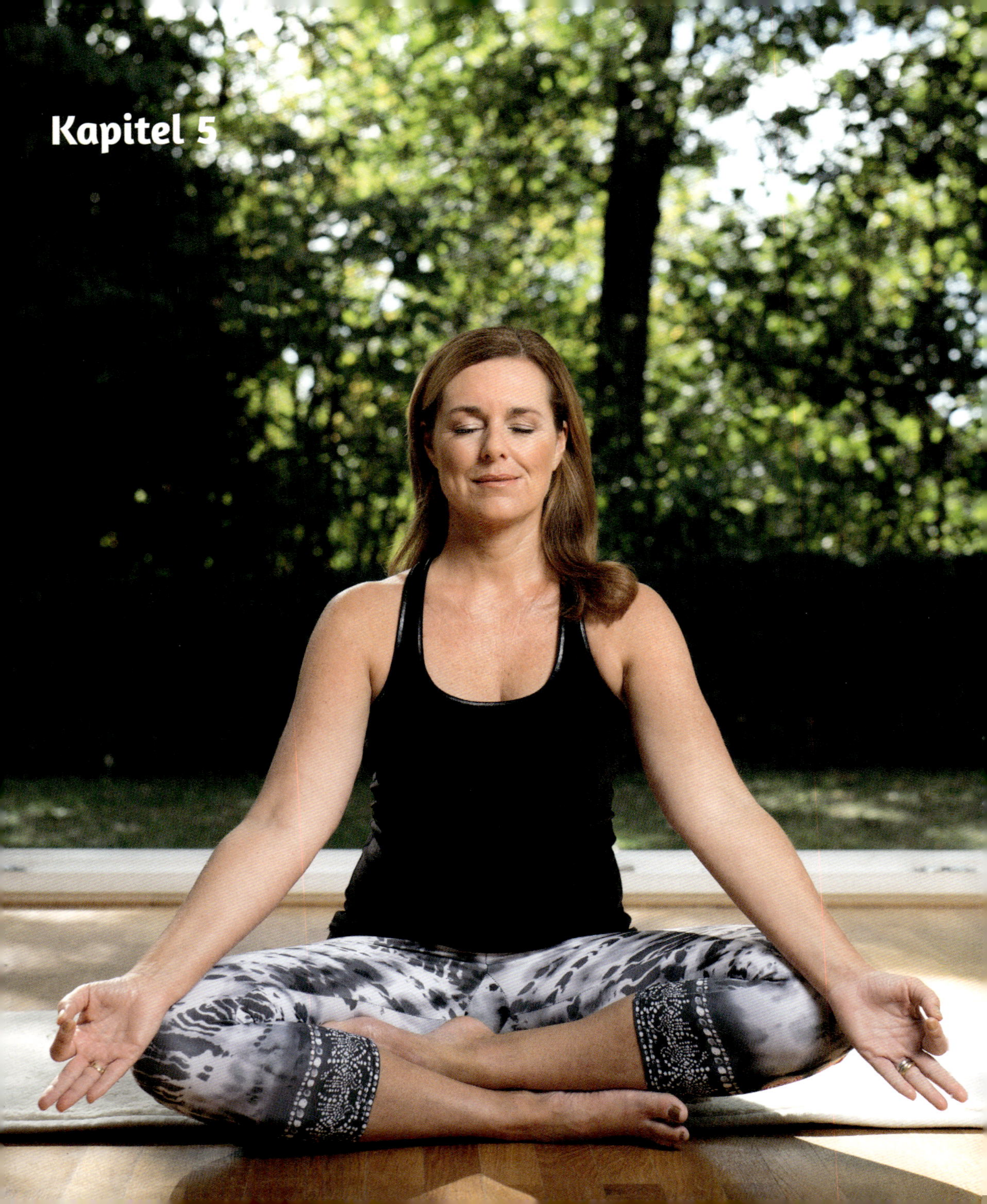

Stress akzeptieren und Anspannung lösen

Wenn wir Stress nicht ganz verhindern können, dann kann es schon hilfreich sein, Stress anzunehmen. Wenn wir eine Situation akzeptieren, bedeutet das aber nicht, dass wir uns damit abfinden. Wenn mein Mann Kurt im Stress ist, rate ich ihm zu einem aufmunternden Selbstgespräch, nach dem Motto: „Ja, ich bin derzeit im Stress. Aber ich kann mich nachher entspannen." Oder: „Ich bin ein glücklicher Mensch und habe derzeit etwas (mehr) Stress." Oder: „Ich bin ein gesunder Mensch und habe derzeit Kopfschmerzen." Diese optimistischere Sichtweise ist viel besser, als alles nur schwarz zu sehen und löst negative Anspannung oft schon etwas auf.

Anstatt dich zu ärgern oder dir Vorwürfe wegen etwas zu machen, kannst du auch ...
... akzeptieren, dass du mal mehr, mal weniger wiegst.
... akzeptieren, dass du nicht jeden magst.
... akzeptieren, dass du Fehler machen wirst. Mit Herausforderungen und Fehlern wächst man.
... akzeptieren, dass du es nicht jedem recht machen kannst.

Etwas zu akzeptieren, heißt also nicht, dass ich aufgebe oder resigniere. Es bedeutet vielmehr, dass ich der Realität ins Auge sehe. Oft geht sehr viel Energie drauf, wenn wir Widerstand leisten. Widerstand gegen etwas, das wir in dem Moment sowieso nicht ändern können. Zum Beispiel das Wetter, die rote Ampel, dass sich unser Körper mit dem Alter verändert. Und ja, es gibt Ungerechtigkeiten im Leben. Sogar sehr viele davon. Aber nach jedem Regen kommt auch wieder Sonnenschein, oder? Zumindest in den meisten Fällen. Wenn wir unsere Sichtweise auf die äußeren Umstände ändern, wenn wir sie akzeptieren, dann werden wir auch innerlich ruhiger. Dieser innere Frieden hilft uns, mit neuer Kraft positive Änderungen zu bewirken. Dabei kann dich beispielsweise die Übung „Happy Buddha" (siehe Kapitel 2, „Harmonie – Balance") unterstützen.

Was passiert bei Widerstand?

Manchmal erleben wir etwas sehr Schlimmes oder werden sehr verletzt. Oder wir nehmen Meinungsverschiedenheiten persönlich. Wir reagieren, wir lassen unseren Emotionen freien Lauf. Dadurch machen wir es aber nur schlimmer. Eine von Buddha überlieferte Geschichte macht das deutlich.

„Den Schlüssel zu mehr Gelassenheit und Ruhe findest du in der Akzeptanz."

Er pflegte seinen Besuchern das Gleichnis der zwei Pfeile zu erzählen, das den Unterschied zwischen unvermeidbarem und vermeidbarem Schmerz zeigt. In unserem Leben trifft uns manchmal ein schmerzhafter Pfeil, der uns verwundet. Wir halten das, was uns passiert, für ungerecht. Machen uns unendliche Sorgen. Wir wollen nicht akzeptieren, dass das gerade uns passiert ist. Die Gedanken kreisen. Wir kommen so richtig in Fahrt. Dadurch schießen wir selbst einen zweiten Pfeil ab. Und dadurch wird die ganze Sache noch schmerzhafter. Der Schmerz lässt sich nicht vermeiden. Unsere Reaktion darauf aber schon. Wir müssen nicht darunter leiden.

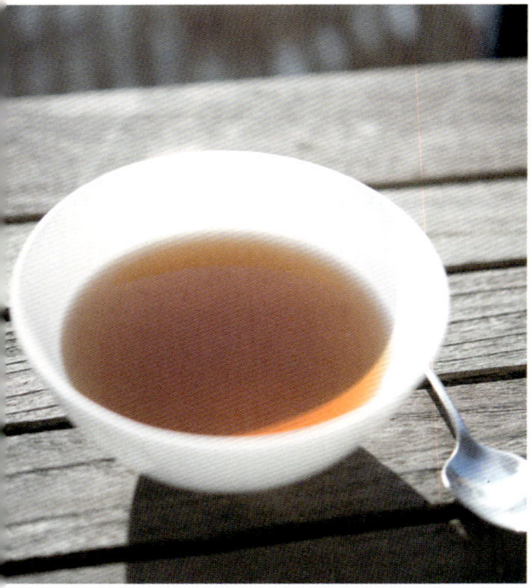

Kapitel 6

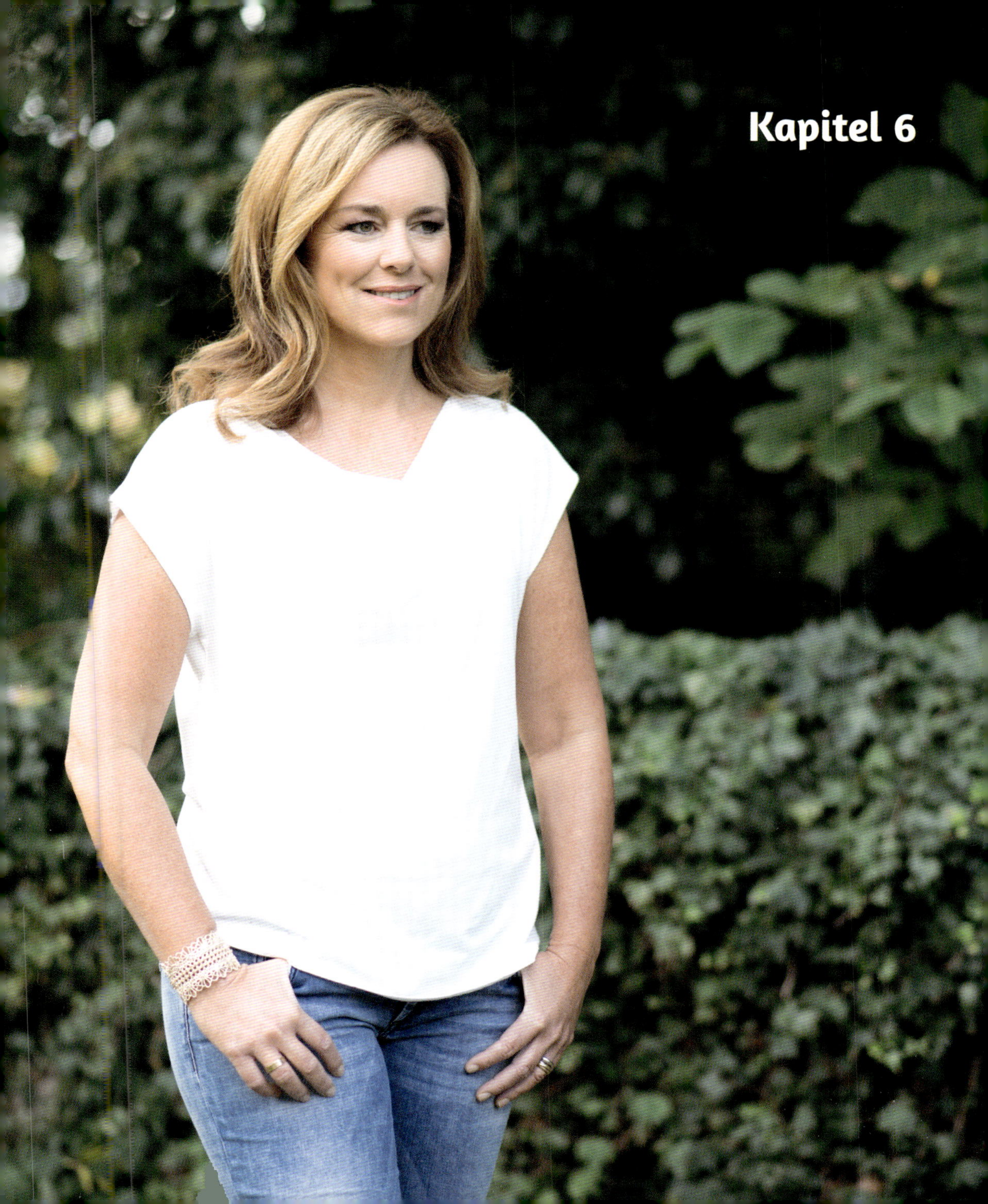

Rhythmus

„Ich bin schon gespannt, wie dein Tagesablauf in New York ausschauen wird!" Mit diesen Worten verabschiedete sich meine Freundin Veronika vor meiner Abreise aus Wien von mir. Mein Tagesablauf! Ja, darauf war ich auch schon gespannt! In Wien hatte ich zwar unregelmäßige Dienstzeiten als Journalistin, aber ich wusste, was jede Woche in etwa auf mich zukam. Es gab einen Plan, bestimmte Dienstzeiten, an die ich mich über die Jahre gewöhnt hatte. In New York musste ich mich nach drei Jahren Fernbeziehung erst auf das neue gemeinsame Leben mit meinem Mann Kurt einstellen. Auf ein Leben mit Familie, mit meinem Mann und den Stiefkindern und dem Golden Retriever Winnie. Und sie mussten sich erst an mich gewöhnen. Dauerhaft. Ich musste aber auch meinen eigenen Rhythmus finden. Als freiberufliche Journalistin. Die Dinge mussten für mich erst einmal zur Gewohnheit werden. Und genau das brauchen wir Menschen: geregelte Tagesabläufe. Regelmäßige Abläufe, eine Struktur, einen Rhythmus, der uns Sicherheit vermittelt.
Wir müssen wieder lernen, was uns Sinn und Sicherheit gibt. Wir müssen wieder in unseren Rhythmus kommen. Denn es gibt so viele Dinge, die uns ständig rausbringen.

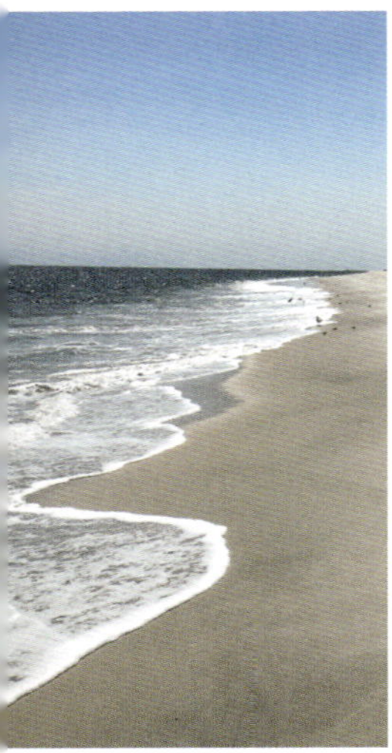

Damit wir in unserem Rhythmus bleiben oder wieder in unseren Rhythmus kommen, sollten wir regelmäßig essen und schlafen und Sport treiben. Diesen Tipp hat mir einmal ein New Yorker Arzt gegeben. Und ich beherzige ihn seither, so gut es geht. Er berät unter anderem Broker an der Wallstreet, die kurz davor sind, aus dem „Fenster zu springen", wenn es an der Börse wieder mal rundgeht. Er ist auch Mitbegründer eines ganzheitlichen Instituts. Ich schätze die Gespräche mit ihm sehr. Folgende Geschichte hat mir die Augen geöffnet: Er spielte früher regelmäßig Volleyball auf seinem Campus. Dienstag, Aufschlag um Punkt 18 Uhr.
Eines Tages arbeitete er gemeinsam mit einem anderen Kollegen an einer Studie an dessen Institut. Eine Autostunde entfernt. Kurz vor 17 Uhr wollte er sich auf den Weg machen. Er packte seine Sachen zusammen und erklärte dem anderen Arzt, dass er um 18 Uhr Volleyball spiele. Der

andere meinte daraufhin, das sei ja „nur" Sport. Der New Yorker Arzt antwortete gelassen: „Und das sei ‚nur' Arbeit", lächelte und fuhr los.

Ich habe das „Nein"-Sagen ausprobiert. Als es wieder einmal Mittwochabend war und mein Chef mich bat, länger zu bleiben, sagte ich tatsächlich: „Nein, das geht leider nicht." Höflich, aber bestimmt. Jeden Mittwochabend hatte ich in meinem Fitnessstudio Yogakurs. Die Stunde wollte ich auf keinen Fall versäumen, denn sie hat meinem Rücken gutgetan. Und Yogalehrer Christian war einfach spitze. Und: Es war wichtig für meinen Rhythmus. Also sagte ich „Nein". Und was soll ich sagen? Es wurde akzeptiert! Doch kurze Zeit später, ich war noch nicht bei der Tür draußen, nagte das schlechte Gewissen an mir. Gedanken kamen in mir hoch wie: „Kann ich wirklich ‚Nein' zu Überstunden sagen?" Also ging ich zurück und sagte, wenn es nötig sei, bleibe ich. Doch man hatte bereits jemanden gefunden, der sowieso Abenddienst und gerade nichts zu tun hatte. Das Fazit ist: Wir fürchten uns viel zu viel.

„Nein"-Sagen

Ich will damit niemanden dazu auffordern, seine Arbeit zu vernachlässigen. Ganz im Gegenteil. Ich will bewusst machen, dass Sport und regelmäßige Termine wichtig für uns sind. Dass wir zum Beispiel mit regelmäßigem Sport in unserem Rhythmus bleiben und so viel wertvoller für uns selbst, aber auch für die Firma sind. Es geht darum, Prioritäten zu setzen. Notfalls mit einem Eintrag im Terminkalender. Zum Beispiel: Mittwoch, 20 Uhr, Yoga. Oder Sport. Oder was auch immer. Denn wir haben nur dieses eine Leben und diesen einen Körper. Wir können ihn nicht im Supermarkt an der Kasse umtauschen, wenn er nicht mehr funktioniert.

Rhythmus findet sich übrigens in allen Bereichen des Lebens wieder: Wir haben einen bestimmten Wach-Schlaf-Rhythmus – nicht nur Babys brauchen fixe Schlafzeiten, auch Erwachsene. Das Ein- und Ausatmen erfolgt in einem bestimmten Rhythmus. Ebenso das Anspannen und Entspannen der Muskeln, der Herzschlag, die Aktivitäten im Gehirn, im Magen, im Darm und in den Nieren. Selbst die Haut erneuert sich in einem gewissen Rhythmus. Rhythmus ist unser Leben und wir finden Rhythmus auch in der Natur wieder, wie bei Flut und Ebbe oder den Jahreszeiten.

„Nimm dir Zeit fürs Leben!"

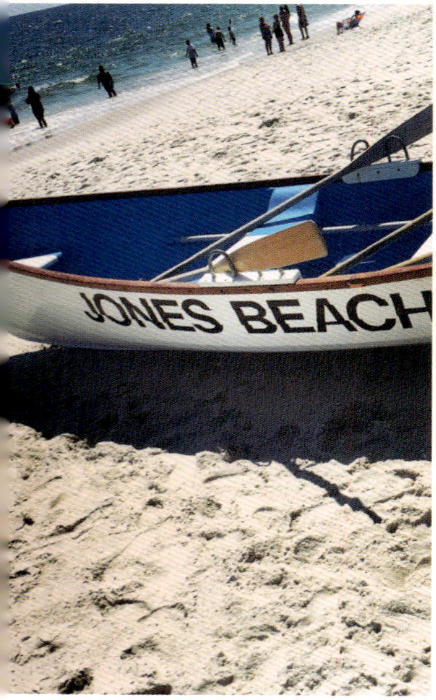

Auf zum Strand!

Kurt und ich fahren jeden Sonntag aus der Stadt raus und ans Meer. Selbst dann, wenn die Sonne nicht scheint. Barfuß am scheinbar endlosen weißen Sandstrand spazieren oder schwimmen gehen, der Blick auf das faszinierende Blau des Wassers. Die Seeluft riechen, das Meer rauschen hören. Muscheln sammeln. Das ist Erholung pur. Ich kann stundenlang auf die Wellen schauen. Dieser Mix hat so etwas Beruhigendes. Schon nach kurzer Zeit ist mein Kopf frei. Als ob die Wellen meine Festplatte im Gehirn reinigen würden und alles Unnötige wegschwemmen. Manchmal machen wir auch Yoga oder Meditieren am Strand. Immer wieder einmal ans Meer zu fahren, dazu rät auch der renommierte deutsche Gehirnforscher Prof. Dr. Ernst Pöppel in seinem Buch „Je älter desto besser": „Dort erholt man sich besonders gut, denn der rhythmische Wellenschlag bestätigt den Grundrhythmus des Gehirns – den ‚Atem der Seele'."[2] Spazieren gehen am Strand kann uns zudem fit und belastbarer machen und unsere Konzentration verbessern.

Unser Gehirn swingt im Drei-Sekunden-Rhythmus

Der Hirnforscher Prof. Dr. Ernst Pöppel hat jahrzehntelang immer wieder an einer Sache geforscht: dem Drei-Sekunden-Rhythmus. Nach drei Sekunden sei das Gehirn besonders bereit, neue Informationen aufzunehmen.[3] Demnach haben wir ein Zeitfenster, in dem wir aufmerksam sind. Laut Pöppel dauert zum Beispiel das Händeschütteln genau drei Sekunden. Das Gleiche gelte für Verszeilen in einem Gedicht oder einen neuen Takt in der Musik. „Musikstücke sind auf der ganzen Welt so komponiert, dass ihre Motive meist etwa drei Sekunden dauern. Wenn sie kürzer sind, hat man das Gefühl, sie werden zu schnell gespielt. Dauern sie länger, erscheint einem das Musiktempo als zu langsam", schreibt der Hirnforscher in seinem Buch „Je älter, desto besser".[4] Und: „Auch beim Autofahren können wir korrekt voraussehen, an welchem Punkt der Strecke wir uns nach drei Sekunden befinden werden."[5]

Pöppel fand auch heraus, dass unser Gehirn in einem gewissen Grundrhythmus arbeitet. Wenn wir in unserem Rhythmus sind, können wir besser mit anderen Menschen kommunizieren, gut denken und uns konzentrieren. Deswegen sei auch das Trainieren des Drei-Sekunden-Gegenwartsfensters so wichtig, so der Hirnforscher.[6]

Was bringt mich in meinen Rhythmus?

Es gibt neben dem Meeresrauschen eine ganze Menge an Dingen, die uns wieder in unseren Rhythmus bringen und noch dazu gratis sind:

- Tageslicht: mindestens 20 Minuten bei Tageslicht spazieren gehen. Der menschliche Körper braucht Sonne, um Vitamin D bilden zu können. Und das funktioniert auch, wenn es bewölkt ist. Wenn ich von Wien nach New York fliege oder umkehrt, hilft mir spazieren gehen bei Tageslicht nach der Ankunft am besten, um wieder in meinen Rhythmus zu kommen.
- Musik hören und Musik machen
- Natur, im Wald spazieren gehen
- Ein geregelter Tagesablauf: essen, schlafen, Sport treiben

Wenn es um Entspannungsmethoden, um Bewegung und Sport geht, gibt es kein Allheilmittel für alle. Daher ist es am besten, wenn du verschiedene Techniken ausprobierst. Es ist wichtig, dass es dir Spaß macht, dass es für dich passt. Wichtig ist, dass du fit bist.

Ich selbst habe mehrere Yogaarten und Entspannungstechniken ausprobiert: von Atemübungen, Autogenem Training, Pilates, Qi Gong, Tai Chi, Meditation und Tiefenentspannung bis zu Achtsamkeitstraining. Kundalini-Yoga und Qi Gong geben mir am meisten. Es geht bei dieser Yoga-Art darum, die Energie, die in uns schlummert, aufzuwecken. Unser Nervensystem, das Drüsensystem und die einzelnen Organe zu stärken.

Es wird nicht von heute auf morgen gehen. Aber wenn du regelmäßig übst, dann reagiert dein Körper automatisch ruhiger in Stresssituationen. Er erholt sich schneller nach einer kritischen Situation. Du schläfst besser und chronische Schmerzen nehmen ab. Deine Verdauung verbessert sich. Rücken- und Kopfschmerzen werden weniger, du wirst gelassener. Es kann dich nichts mehr so schnell aus der Bahn werfen, weil auch dein Nervensystem im Alltag stärker wird. Du bist stärker, hast weniger Ängste, kannst klarer denken und Probleme besser bewältigen. Welcher Medikamenten-Beipackzettel kann das alles auflisten?

Kapitel 7

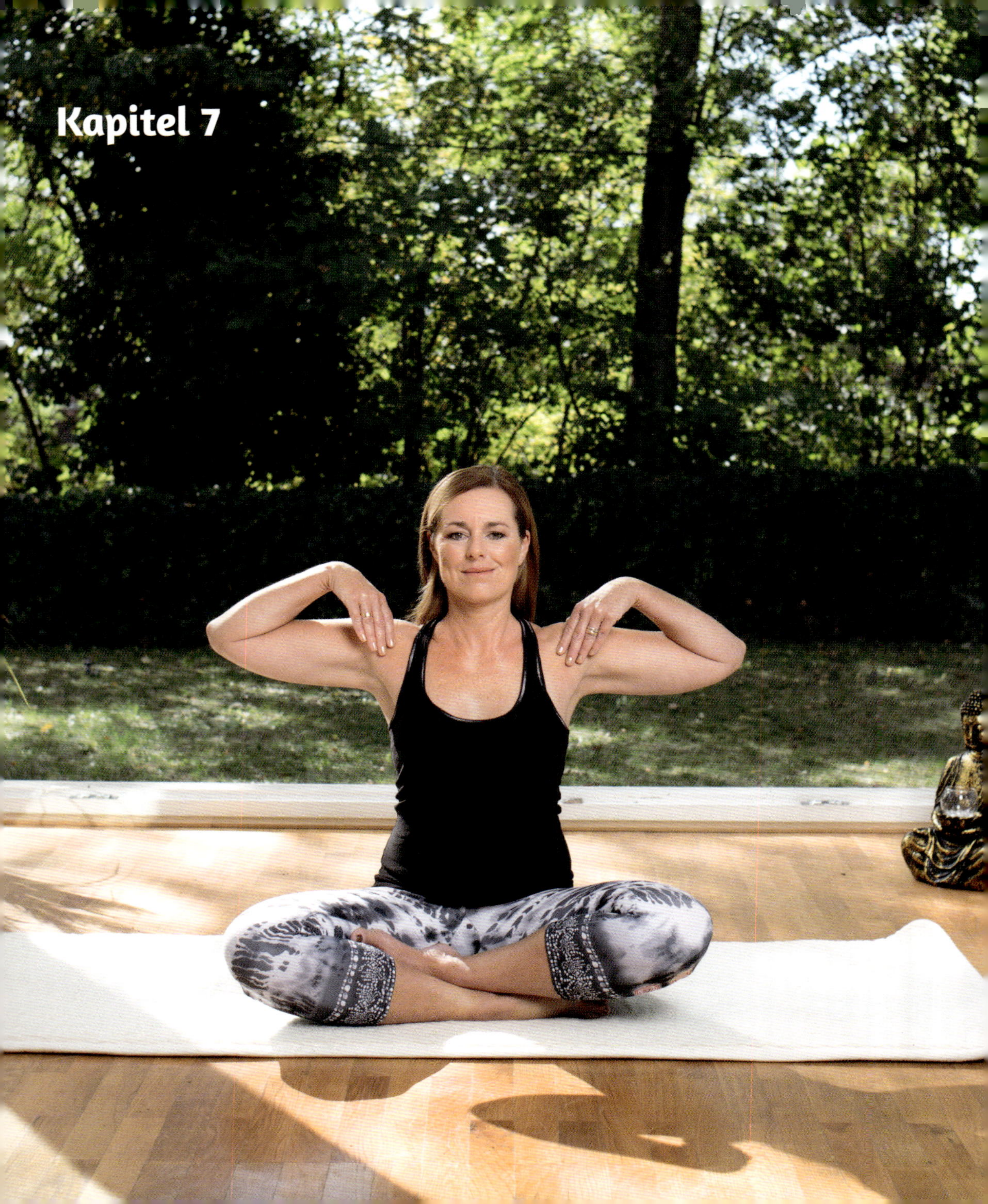

Vergiss Rückenschmerzen

BAUSTEIN 1: BELASTBAR-UND-FIT-YOGA

Hast du Rückenprobleme oder Verspannungen im Hals-Nacken-Bereich? Das kenne ich nur zu gut. Ich hatte selbst lange Zeit Bandscheibenprobleme. Nach einem Unfall mit der Straßenbahn war die Halswirbelsäule betroffen. Eine weitere Schwachstelle ist bei mir der untere Rücken. Das Einzige, was mir wirklich geholfen hat, meine chronischen Rückenschmerzen in den Griff zu bekommen, sind bestimmte Rückenübungen aus dem Kundalini-Yoga. Manche davon sind identisch mit dem, was mir Physiotherapeuten gezeigt haben. Das war für mich die Bestätigung, dass diese Übungen wirklich sinnvoll und gut für mich sind. Nachdem ich gelernt habe, dass ich nicht nur meine Rücken-, sondern auch meine Bauch- und Flankenmuskulatur stärken muss, habe ich vermehrt Übungen dafür gemacht. Seitdem geht es mir viel besser. Ich habe mich sogar vier Monate lang bis ins Semifinale von Dancing Stars getanzt. Mit bis zu sechs Stunden Training pro Tag. Auch die Absätze der Tanzschuhe waren kein Problem. Für mich war das wie ein kleines Wunder.

„Finde heraus, welche Entspannungsmethode für dich funktioniert, und gib dir Zeit.

Baue einen ‚Anti-Stress-Polster' auf."

In meinen Workshops unterrichte ich *Belastbar-und-fit-Yoga*, einen Mix aus Kundalini-Yoga, speziellen Rücken-Yoga-Übungen, Übungen, die auch in der Physiotherapie vorkommen und wirklich gutes, hilfreiches „Zeug" aus dem Qi Gong. Für dieses Buch habe ich auch mit Physiotherapeuten zusammengearbeitet. Denn ich will sicherstellen, dass alle Übungen auch physiologisch okay sind. Du sitzt viel im Job? Oder musst du viel stehen? In beiden Fällen findest du in den nächsten Kapiteln hilfreiche Übungen. Sie sind der erste Baustein meiner Methode.

YOGA

Nach dem Aufstehen mache ich morgens gerne folgende Übungen. Sie eignen sich auch prima zwischendurch im Büro, im Flugzeug, in der Straßenbahn oder sonst wo. Dieser Mix macht mich fit für den Tag. Die Muskeln werden besser durchblutet. Verkrampfungen lösen sich. Die „Haltemuskulatur", die unseren Rücken den ganzen Tag tragen muss, wird gestärkt. Ich kann mich auch besser konzentrieren. Bekomme neue Energie. Und ich lasse los, was ich nicht mehr brauche. Schon gar nicht für den neuen Tag.

Was ist Kundalini-Yoga?
Yoga gehört mittlerweile auch im Westen zu einem gesunden Lifestyle. Und Kundalini-Yoga ist eine uralte indische Praxis. Yogi Bhajan hat eine Form davon 1969 in den Westen gebracht. Es ist sehr kraftvolles Yoga, oft mit dynamischen Bewegungsabläufen – ideal für Stressgeplagte. Kundalini-Yoga soll die natürliche Energie und Kreativität wecken, Nerven, Muskeln und Selbstbewusstsein stärken. Und es kann gelassener und fit für die Herausforderungen des Alltags machen. Und das schnell. Für mich ist es deswegen eine Art „Instant-Yoga" für Leute, die viel zu tun haben.

Was ist Qi Gong?
Qi Gong ist Entschleunigung pur, gibt aber auch neue Energie. Es ist eine chinesische Bewegungskunst, die Übungen zur Konzentration und Meditation sowie wichtige Kampfsportelemente enthält. Es geht darum, die Mitte zu finden, die Lebensenergie zu balancieren beziehungsweise zu stärken. Gerade bei Stress, Rücken- und Kopfschmerzen kann Qi Gong helfen. Die Chinesen gehen davon aus, dass Krankheiten entstehen können, wenn die Energie im Körper nicht ungehindert fließen kann. Niemand ist zu alt dafür. Bewegungen mit den Armen sind auch im Sitzen möglich.

Mein Mann Kurt macht bei den Übungen neuerdings auch mit. Das lange Stehen in der Küche bereitet ihm mehr und mehr Rückenschmerzen. Mit diesen Übungen kann er etwas dagegen tun. Er hat auch schon seine Lieblingsübungen gefunden. Grundsätzlich gilt: Wenn wir unserem Rücken etwas Gutes tun wollen, dann sollten wir nicht nur die Anspannungen lösen, sondern auch die Muskulatur dehnen und aufbauen.

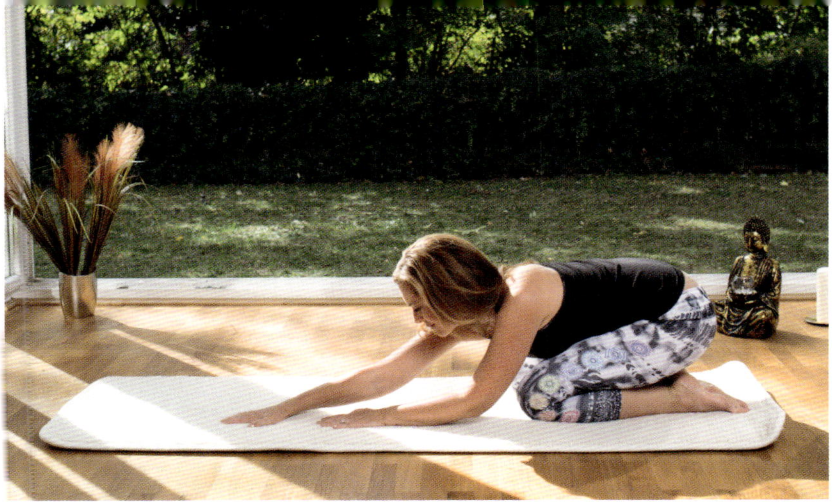

Diagonale Dehnung

ÜBUNG

Komm in den Vierfüßlerstand. Die Hände sind zunächst unter den Schultern. Dann setze die rechte Hand vor die linke. Achte darauf, dass beide Hände in einer Linie sind. Dehne dich mit der Ausatmung nach hinten. Das Gesäß kommt zu den Fersen. Mache nur, was für dich heute möglich ist. Das gilt für alle Übungen. Schau, dass dein Gesäß dabei in der Mitte bleibt. Die rechte Seite des Oberkörpers ist maximal gedehnt. Mache dich in der rechten Flanke ganz lang. Nimm einen tiefen Atemzug in den unteren Rücken. Mit der nächsten Einatmung komm wieder in die Ausgangsposition zurück.

Wiederhole die Übung auf der anderen Seite: Die linke Hand kommt vor die rechte Hand. Dehne dich über die linke Flanke nach hinten. Wiederhole beide Seiten fünf Mal.

WIRKUNG: Der Großteil des Körpers wird gedehnt und mobilisiert. Die Muskeln in der Seite werden gedehnt. Eine Übung, die dem ganzen Rücken etwas bringt. Sie ist das Gegenstück zu den eintönigen Haltungen im Alltag.

Mentale Rückenübung

Du kannst Übungen wie diese auch mit einem Mantra verstärken. Das heißt übersetzt: Werkzeug für den Geist. Die Yogis wissen seit Jahrtausenden, wie machtvoll Worte sein können. Deswegen haben sie Worte und Sätze entwickelt, die uns helfen sollen.

Auch aus der modernen Hirnforschung wissen wir, wie mächtig innere Bilder sein können. Und dass sie Wirklichkeiten erschaffen können. Unser Gehirn reagiert sehr sensibel auf unsere Wortwahl. Es verknüpft automatisch jedes Wort mit Erfahrungen und Gefühlen.

Das heißt: Verbanne das Wort „Rückenschmerz" aus deinem Wortschatz. Oder Sätze wie: „Ich schaffe heute sicher nicht, was ich mir vorgenommen habe." Oder: „Mein Rücken tut schon wieder weh." Denn negative Glaubenssätze haben die Kraft, Stressreaktionen noch zu verstärken. Wenn ich in der diagonalen Dehnung bin, denke ich mir zum Beispiel: „Mein Rücken ist stark und belastbar!" Und ich atme dabei tief in den unteren Rücken ein und aus. Alternativen sind: „Mein Rücken meldet sich." Oder: „Mein Rücken hätte gern, dass ich mich um ihn kümmere", „Mein Rücken ist stabil und seinen Aufgaben gewachsen."

Reagiere auf die Botschaften, die dir dein Körper schickt, und ignoriere sie nicht. Denke dir einen Glaubenssatz aus, mit dem du deine Rückenübungen verstärken kannst.

____

____

____

____

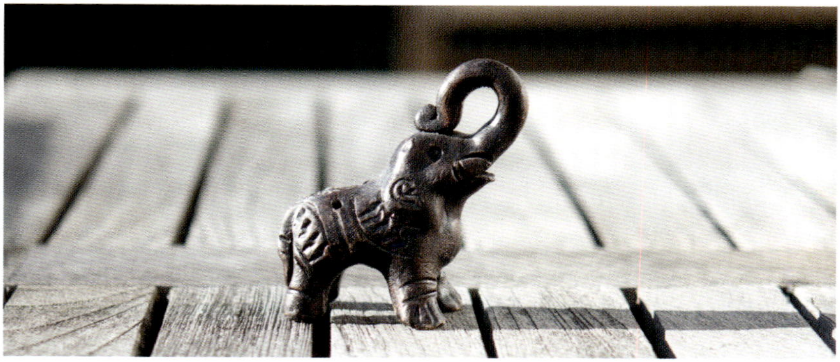

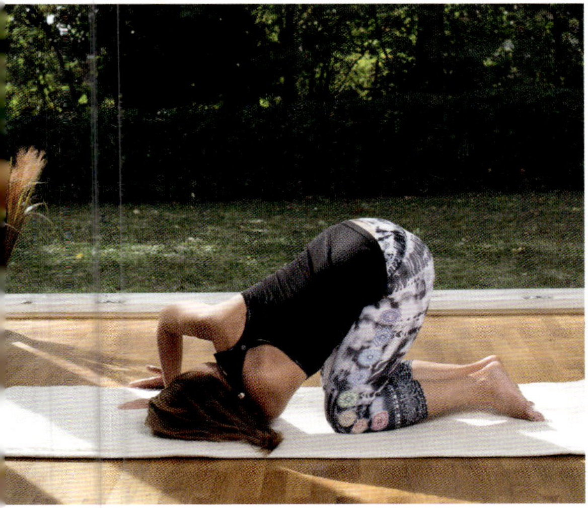

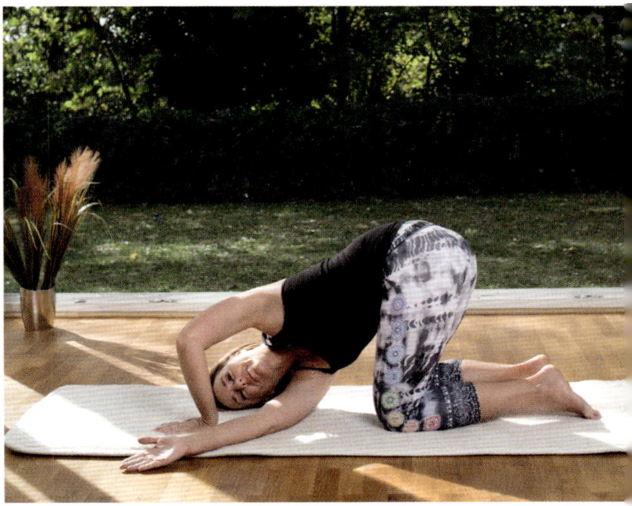

ÜBUNG

Gedrehte Dehnung im Vierfüßlerstand

Starte wieder im Vierfüßlerstand. Stelle deine Hände etwas weiter vorne als Schulterhöhe ab. Atme ein und lege die rechte Hand so auf, dass die Fingerspitzen nach links zeigen, der Handrücken liegt am Boden. Komm mit der Ausatmung dann in die gedrehte Dehnung. Das heißt, greif mit der rechten Hand unter dem linken Arm durch. Die rechte Hand zieht dabei außen nach vorne an der linken Hand vorbei. Der Kopf und das rechte Ohr kommen so weit wie möglich zum Boden hinunter. Drück einatmend die linke Hand fest in die Matte und komm wieder zur Mitte zurück in die Ausgangshaltung. Gehe dann ausatmend in die gedrehte Dehnung auf die andere Seite. Wiederhole die Übung auf jeder Seite fünf Mal.

WIRKUNG: Diese Übung entspannt den unteren Rücken und macht die Wirbelsäule beweglicher. Sie wirkt ausgleichend und harmonisierend, eignet sich gut im Alltag und für alle, die viel im Büro arbeiten.
Alternative: Wenn du am Schreibtisch sitzt, steh zwischendurch kurz auf und stütze den linken Unterarm auf dem Tisch auf, atme aus und greife mit der rechten Hand unter der linken durch. Und schon hast du wieder etwas für deinen Rücken gemacht.

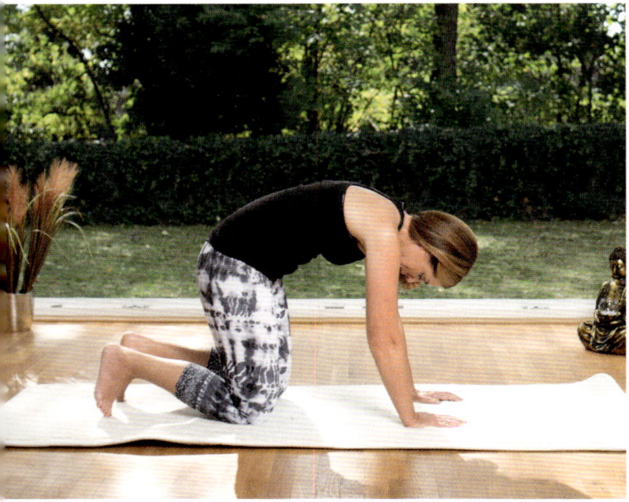

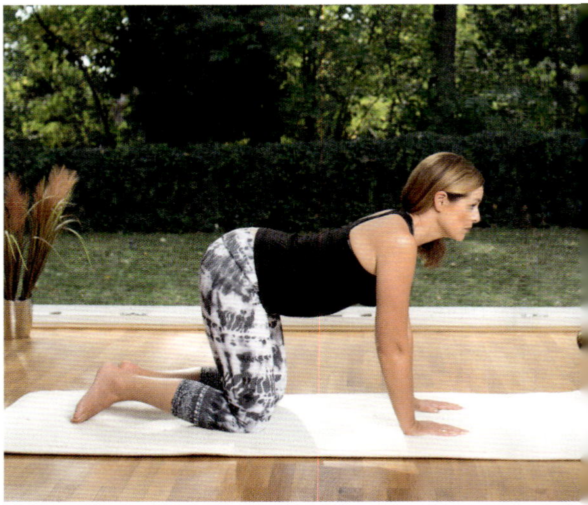

ÜBUNG

Katze-Kuh

Die Yogis sagen: Wir sind so jung, wie unser Rücken beweglich ist. Auf geht's!

UND SO GEHT'S: Beginne im Vierfüßlerstand. Die Knie sind hüftbreit und die Hände schulterbreit auseinandergestellt, die Arme sind durchgestreckt. Die Hüfte ist über den Knien, die Schultern sind über den Handgelenken. Die Füße liegen auf dem Boden auf. Spreize deine Finger und drück sie in die Matte. Die Fingerspitzen zeigen nach vorne. Verankere dich gut. Der Kopf ist in der Verlängerung der Wirbelsäule.

Kuh: Die Arme bleiben gestreckt. Atme ein und biege die Wirbelsäule nach unten, lass den Bauch sinken. Schiebe das Brustbein nach vorne und zieh die Schultern nach hinten. Schau gerade aus und hebe das Kinn. Dadurch geht auch der Kopf nach hinten.

Katze: Atme aus, runde deinen Rücken wie eine Katze. Zieh dabei zuletzt den Kopf Richtung Brust ein. Zieh deinen Nabel Richtung Wirbelsäule. Mache einen richtigen Katzenbuckel und zieh dabei die Schulterblätter auseinander. Schau zum Boden oder zum Nabel. Das Kinn geht Richtung Brust. Wiederhole die beiden Übungen abwechselnd, der Übergang ist fließend. Bewege deinen Rücken richtig gut durch.

WIRKUNG: Diese Übung entspannt Nacken und Rücken, bringt Dehnung und Flexibilität. Sie kräftigt Wirbelsäule und Nacken. Der Katzenbuckel hilft, Verspannungen im Rücken-, Schulter-, und Nackenbereich zu lösen. Auch ungelöste Gefühle werden im Körper in Form von Verspannungen gespeichert. Diese Bewegung kann die Energie zwischen Becken und Kopf wieder zum Fließen bringen und bei Verdauungsproblemen, Müdigkeit und Stress helfen.
TIPP: Um die Knie zu schützen, kannst du ein Kissen unterlegen. Bei Problemen mit den Handgelenken hilft es, die Yogamatte etwas einzurollen, um die Hände abzustützen.

ALTERNATIVE IM STEHEN
Wenn du im Büro, in der Küche oder im Flugzeug im Stehen etwas machen willst, stelle dich gerade hin. Stütze die Hände in den Hüften auf. Dadurch kannst du deinen unteren Rücken besser kontrollieren. Der soll nämlich dabei gerade bleiben. Atme aus und mache einen Katzenbuckel, indem du den oberen Rücken nach hinten krümmst. Der Kopf neigt sich dabei automatisch nach vorne. Lass auch im Kiefer ganz locker. Bleibe kurz in dieser Position. Und dann mach die Kuh-Bewegung, indem du die Brust nach vorne streckst.

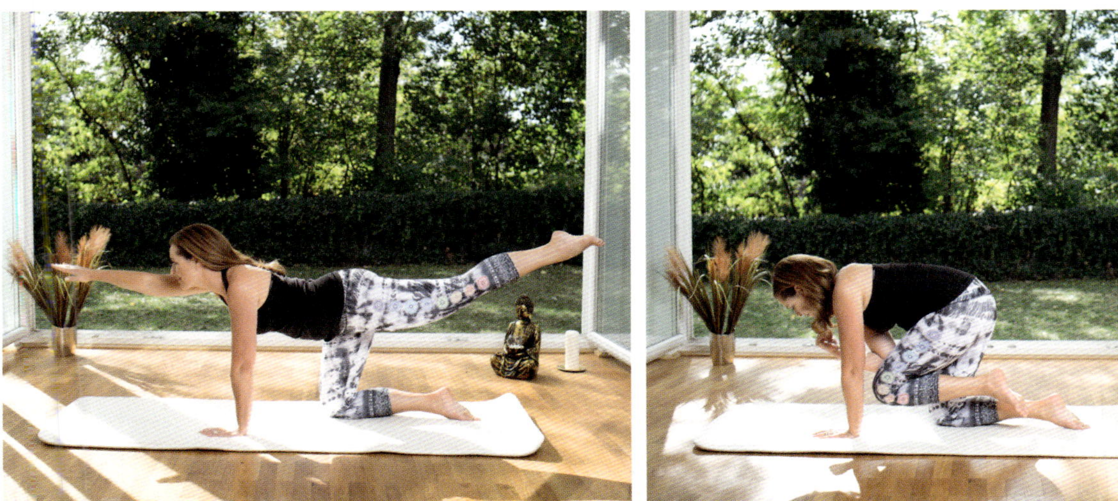

Erweiterte Katze-Kuh-Bewegung

WIRKUNG: Damit kannst du etwas gegen Verspannungen im oberen Rückenbereich tun. Und die Bewegung kann bei Kopf- und Menstruationsschmerzen helfen und den Kopf wieder freimachen.

ÜBUNG **Erweiterte Katze-Kuh-Bewegung**

Wir beginnen wieder im Vierfüßlerstand. Spanne den Beckenboden an. Hebe einatmend gegengleich den linken Arm und das rechte Bein. Arme und Beine sind in der Verlängerung der Wirbelsäule. Atme aus und zieh den linken Arm und das rechte Knie zur Brust. Zieh auch den Kopf ein. Wiederhole diese Übung 1–3 Minuten lang und wechsle dann die Seite.

WIRKUNG: Die Übung kann die Hüften ausgleichen, sie fördert das Gleichgewicht. Und wir stärken damit den unteren Rücken. Sie sorgt für innere Stabilität. Und wir können damit für später vorsorgen. Die Bewegung hilft laut Physiotherapie, Inkontinenz vorzubeugen. Etwas, das auch immer mehr jüngere Menschen betrifft, sowohl Frauen als auch Männer.

ÜBUNG **Mehr Kraft**

Komm wieder in den Vierfüßlerstand. Verwurzle dich mit den Händen fest in der Matte. Stelle die Zehen auf. Spanne den Beckenboden an. Und dann hebe die Knie nur wenige Zentimeter vom Boden an. Bleibe in der

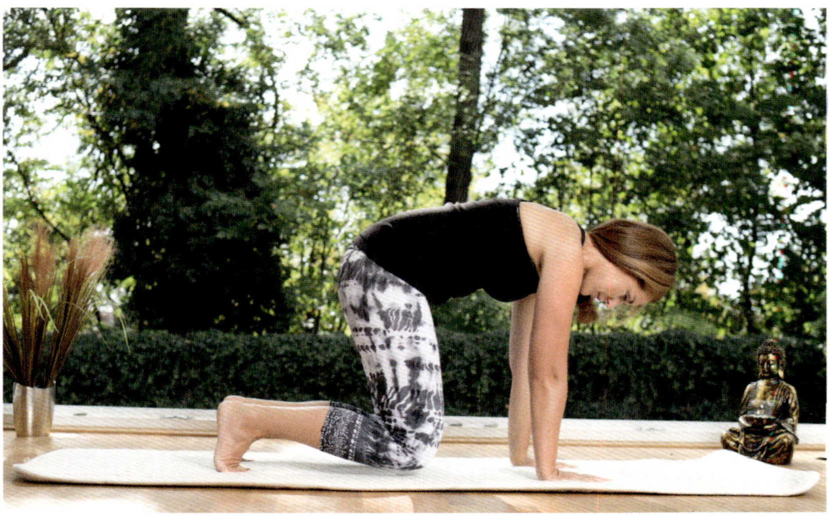

Position ein paar Sekunden. Atme lang und tief durch die Nase. Denke daran: Wenn es schwierig wird, komm zurück zu deinem Atem. Schau, dass die Schultern nicht bei den Ohren sind. Mit dieser Übung stärken wir ganz wunderbar die Haltemuskulatur. Auch wenn es am Anfang schwerfällt, probiere es aus. Es geht mit jedem Mal leichter. Du hast Kraft. Abschließend bringe die Knie vorsichtig wieder zur Matte zurück. Lockere die Hände und Handgelenke.
WIRKUNG: Diese Haltung aktiviert die Haltemuskeln, die unseren Körper gegen die Schwerkraft aufrichten.

Dreieckshaltung – Hund

ÜBUNG

Ich mache „den Hund, der sich dehnt" gern auch zwischendurch – eine Yogamatte ist im Büro schnell ausgerollt – oder am Abend zu Hause.

UND SO GEHT'S: Presse die Hände im Vierfüßlerstand fest in die Matte. Die Hände sind unter den Schultern, die Finger sind gespreizt. Die Knie befinden sich unter den Hüften. Achte darauf, dass die Füße hüftbreit auseinanderstehen. Stell die Zehenspitzen auf und schiebe die Hände eine Handlänge weiter nach vorne. Dehne dich zuerst nach hinten und dann nach oben. Strecke die Beine. Das Gesäß strebt nach oben Richtung

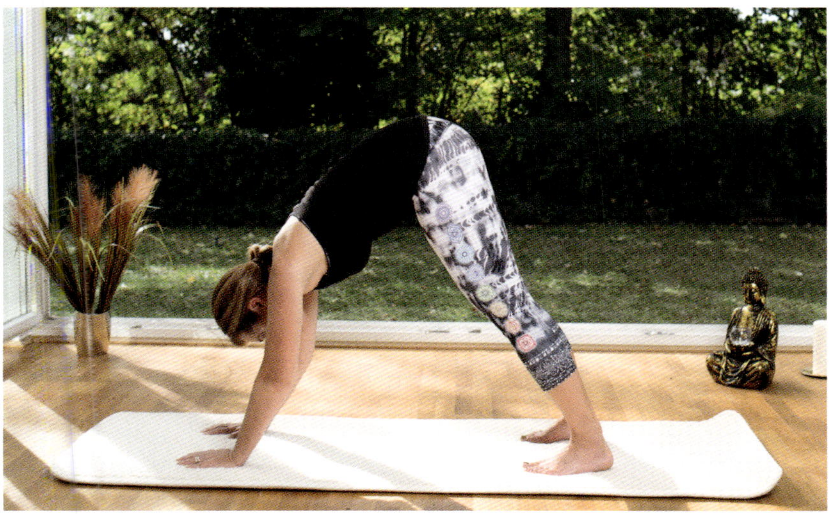

Decke. Der Oberkörper kommt Richtung Oberschenkel. Der Kopf ist zwischen den Armen. Die Schultern müssen weg von den Ohren. Der Rücken ist flach wie ein Brett. Insgesamt bildet dein Körper eine gerade Linie von den Händen bis zu den Hüften und von den Hüften zu den Fersen. Der Nacken ist gestreckt. Bewege deine Füße auf und ab, wie ein Hund der sich reckt und streckt. Dann schau mal, ob du mit den Fußsohlen ganz auf die Matte kommst. Du kannst auch deine Yogamatte einrollen und die Füße daraufstellen. Schau zwischen deinen Füßen durch oder auf deinen Nabel. Nimm fünf bis zehn lange und tiefe Atemzüge. Und dann komm wieder in die Ausgangsposition zurück.

Wenn deine Schultern verspannt sind, dann setze die Hände mit einem etwas größeren Abstand voneinander auf die Matte. Du kannst auch deine Füße etwas weiter auseinanderstellen. Du kannst die Übung langsam steigern. Wenn du Lust, Ausdauer und Kraft hast, bis zu einer halben Stunde.

WIRKUNG: Diese Übung stärkt besonders die Arme und Beine. Sie dehnt die Oberschenkel-Rückseite, den Rücken und die Gesäßmuskelgruppe. Es gibt nämlich nicht nur einen Gesäßmuskel. Sie verbessert die Verdauung und kann auch bei Menstruationsbeschwerden sowie Kopfschmerzen helfen.

TIPP: Kontrolliere deine Haltung, wenn möglich, in einem Spiegel oder lass dich von jemand anderem bei Bedarf korrigieren. Der untere Rücken, die Lendenwirbelsäule, soll nicht gebeugt sein. Die Beugung soll aus der Hüfte kommen.

ÜBUNG

Schulterbrücke

Das ist eine meiner Lieblingsübungen! Und meiner Meinung nach auch eine der nützlichsten Yogaübungen. Sie entspannt nicht nur, sondern stärkt auch den Rücken. Und: Sie beruhigt Geist und Körper. Wenn du nur wenig Zeit hast, empfehle ich diese Haltung unbedingt.

UND SO GEHT'S: Lege dich auf den Rücken und nimm ein paar tiefe Atemzüge. Dann beuge die Knie an. Stelle die Füße hüftbreit und parallel auf der Matte auf. Die Außenkanten der Fersen drücken in den Boden.

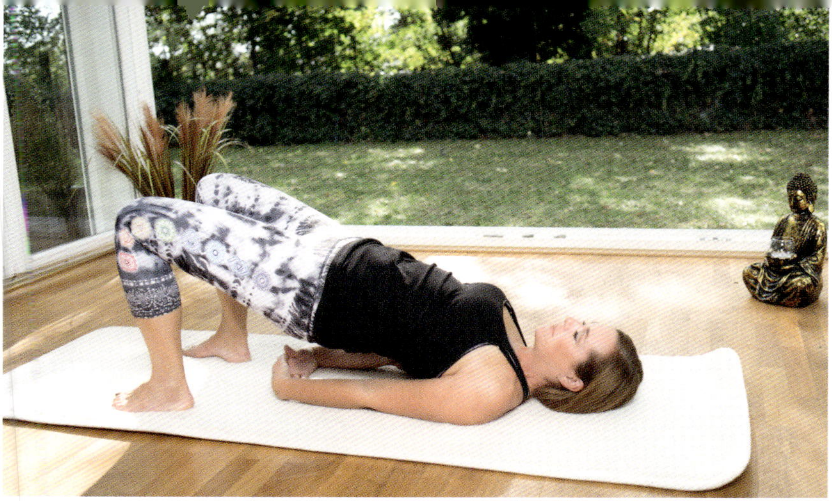

Die Arme liegen gestreckt neben dem Körper, die Handflächen schauen nach unten. Spanne die Bauchmuskulatur und den Beckenboden an und hebe einatmend das Becken bis Oberkörper und Knie eine Linie bilden. Kopf und Schultern bleiben am Boden. Du kannst dir helfen, indem du dich über die Oberarme abstützt. Du kannst aber auch die Hände unter dem Po verschränken.
Halte die Position ein paar Atemzüge lang. Atme lang und tief. Wenn du das Gefühl hast, dass sich der Po absenkt, dann heb ihn mit der nächsten Einatmung noch einmal, so gut es geht, an. Und ganz wichtig ist, dass die Knie parallel sind. Der Abstand sollte sich nicht verändern. Wenn dir das heute nicht gelingt und die Knie „auseinanderdriften", dann komm vorerst lieber nicht ganz in die Höhe.

Abschließend atme ein, stell die Zehenspitzen auf und senke ausatmend den Rücken langsam, Wirbel für Wirbel, wieder auf die Matte ab. Wiederhole die Übung drei Mal. Wenn nötig, lege eine Decke zusammengerollt unter die Schultern, um den Nacken zu schützen. Strecke ein Bein nach dem anderen aus und relaxe ein paar Momente. Spüre in der Rückenlage mit geschlossenen Augen kurz nach. Wie fühlt sich dein Rücken jetzt an? Atmest du jetzt tiefer?

WIRKUNG: Wir können unserem gesamten Rücken etwas Gutes tun, ihn sowohl entlasten als auch stärken. Eine starke Rückenmuskulatur entlastet zudem die Nacken- und Schultermuskeln. Und sie ist gut für den Po und den Beckenboden. Die Übung entspannt unsere Schultermuskulatur, den Rücken und dehnt den Nacken, kräftigt die Muskulatur in den Beinen, im Gesäß und im unteren Rücken. Sie entstaut die Beine, sorgt für Gleichgewicht, regt die Verdauung an und kann auch bei Schlaflosigkeit helfen.

QI GONG

ÜBUNG

In Schwung kommen

Diese Übung bringt Energie, und das schon am frühen Morgen. Ohne dass du viel dafür tun musst.

UND SO GEHT'S: Stelle dich hüftbreit hin. Die Knie sind leicht gebeugt. Die Wirbelsäule ist gerade. Schwinge deine Arme nach rechts und nach links. Und drehe mit jedem Mal den Oberkörper ein bisschen mehr mit. Die Bewegung kommt aus dem Becken, der Oberkörper ist ganz entspannt. Atme dabei möglichst tief ein und aus. Du kannst die Übung 1–3 Minuten machen oder so lange, wie sie angenehm für dich ist.
WIRKUNG: Die Durchblutung wird gefördert, die Herzfrequenz erhöht, der Rücken aufgewärmt.

ÜBUNG

„Tischdecke" oder auch „Painting the Waterfall"

Diese Übung ist der reinste „Wunderwuzzi". Sie kann beruhigen und gut bei Stress helfen.

UND SO GEHT'S: Stelle dich hüftbreit hin. Die Knie sind relaxed. Strecke die Arme nach vorne aus und mache eine fließende Bewegung, wie wenn du ein Tischtuch über einen Tisch breiten würdest. Das heißt, bewege die Hände nach oben, die Finger zeigen nach oben. Die Handflächen weisen vom Körper weg nach vorne. Als ob du „Stopp" sagen würdest. Und dann senke die Hände wieder, die Handflächen zeigen nach unten. Wiederhole die Bewegung, so lange es gut für dich ist. Und so langsam, wie du willst. Wie eine Wellenbewegung. Schließe dabei die Augen.

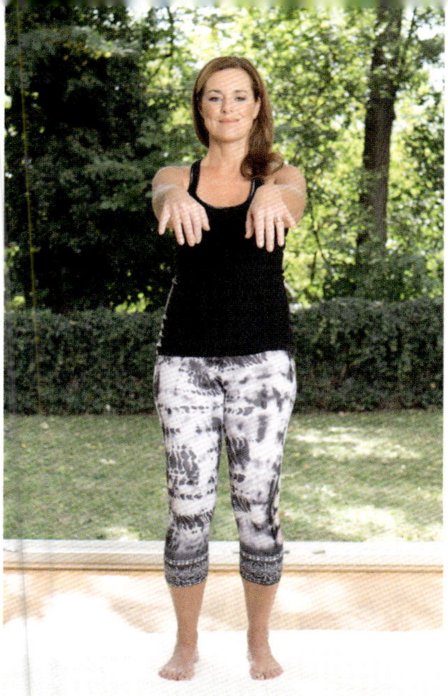
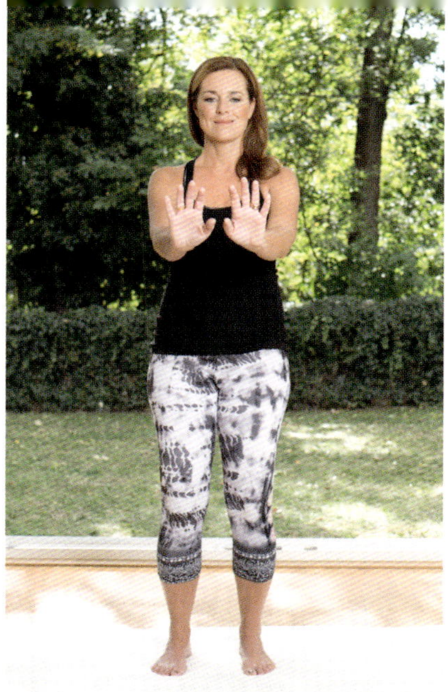

WIRKUNG: Ein richtiges Wohlgefühl macht sich im ganzen Körper breit. Diese Übung ist aber auch so etwas wie ein Kickstart für neue Energie. Das heißt nicht, dass du jetzt Asterix bist, der sich den Zaubertrank des Druiden einverleibt. Aber die Energie in deinem Körper fließt wieder.

Füße, Knie und Hüften kreisen

ÜBUNG

Langes Stillsitzen – das ist nicht nur für kleine Kinder eine Strafe, sondern auch für unsere Gelenke. Wenn wir sitzen, zwingen wir sie regelrecht, in einer Position zu verharren. Vielleicht hattest du schon einmal das Gefühl, dass nach längerem Sitzen alles steif ist und du dich bewegen willst. In der traditionellen chinesischen Medizin sagt man, dass ein Gelenk wie eine Schaltzentrale ist. Wenn Gelenke zu wenig oder falsch bewegt werden, kann sich die Energie stauen und zu Blockaden führen. Also beweg dich!

UND SO GEHT'S: Komm zum Stehen. Stell den rechten Fuß mit der Fußspitze hinter dem Körper auf und kreise mit dem Fuß. Wechsle auf die andere Seite. Dann komm leicht in die Knie und kreise die Knie zuerst im Uhrzeigersinn und dann in die andere Richtung. Achtung: Nicht ins Hohlkreuz fallen. Und schließlich: Kreise die Hüften.

WIRKUNG: Mit diesen simplen Bewegungen bringen wir die Energie wieder zum Fließen. Denn wenn wir lange sitzen, wird der Rückstrom des venösen Blutes zum Herzen verlangsamt. Wie gut wir uns fühlen, hängt auch davon ab, wie gut die Lebensenergie in unserem Körper fließt. Wir können damit auch verklebtes Bindegewebe lösen. Diese Übung hält außerdem das Nervensystem in Bewegung. Denn beim Sitzen werden durch das Gewicht auch Nerven eingeschränkt.

ÜBUNG

Reinigungsübung für neue Energie

Du hast das Gefühl, dass du neue Energie brauchst? Du willst dich besser konzentrieren? Das ist die perfekte Übung dafür!

UND SO GEHT'S: Stelle dich aufrecht hin, die Füße hüftbreit, du kannst dabei wieder leicht in die Knie gehen. Lass die Arme vor dem Körper hängen. Die Handflächen schauen nach oben.
Atme ein und bewege die Hände langsam nach oben. Zieh dabei auch gedanklich alles Alte aus dem Körper raus und nach oben.

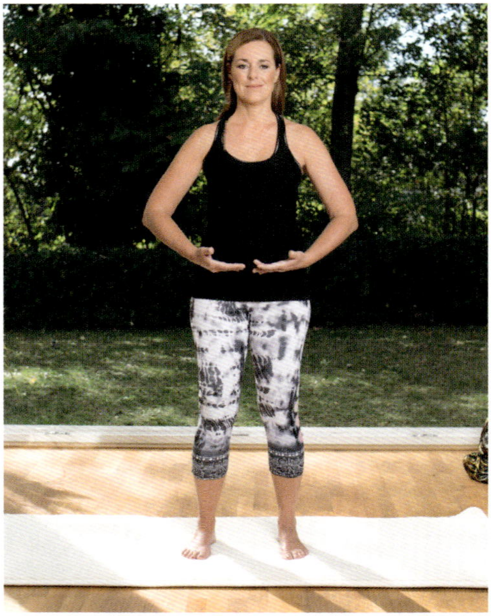

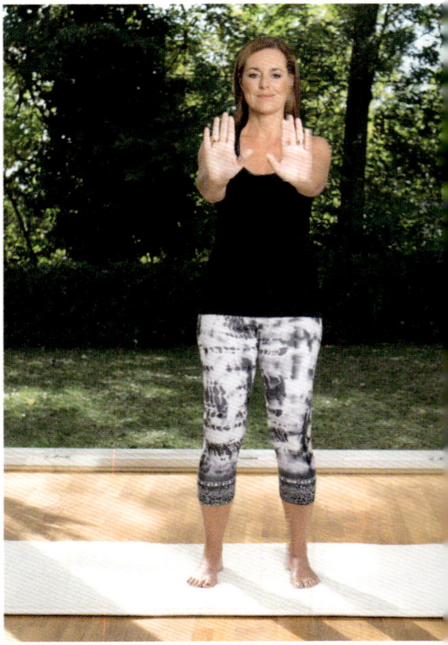

Wenn die Hände auf Schulterhöhe sind, dreh die Handflächen nach vorne und schiebe ausatmend die alte, verbrauchte Energie von dir weg.
Atme ein, ziehe die Hände wieder Richtung Körper zurück, die Handflächen schauen zum Körper. Bringe dabei gedanklich neue Energie zu deinem Körper.
Bringe mit der nächsten Ausatmung die neue, frische Energie tief in den Körper hinein. Du senkst die Hände wieder nach unten ab. Und dann beginne den Zyklus von vorne. Wie eine Welle.

WIRKUNG: Du kannst jederzeit alte, verbrauchte Energie abstreifen und dir neue Energie holen. Diese Übung verbessert auch die Konzentration.

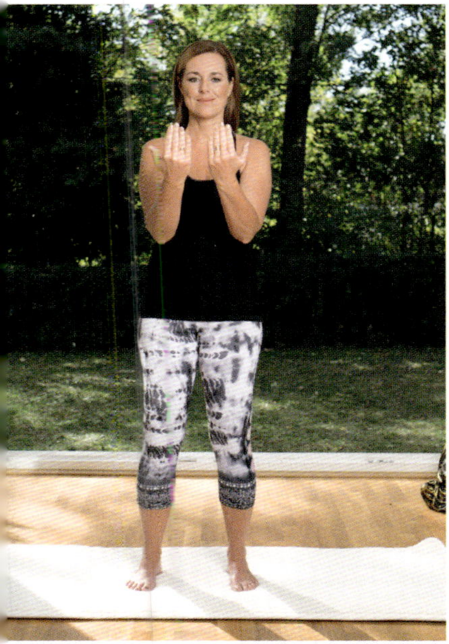

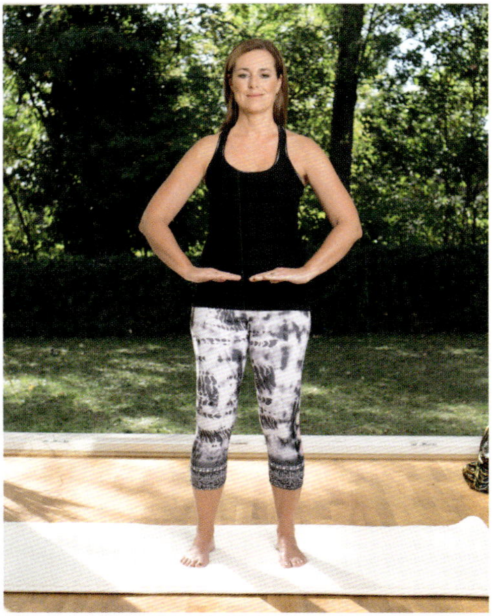

Kapitel 8

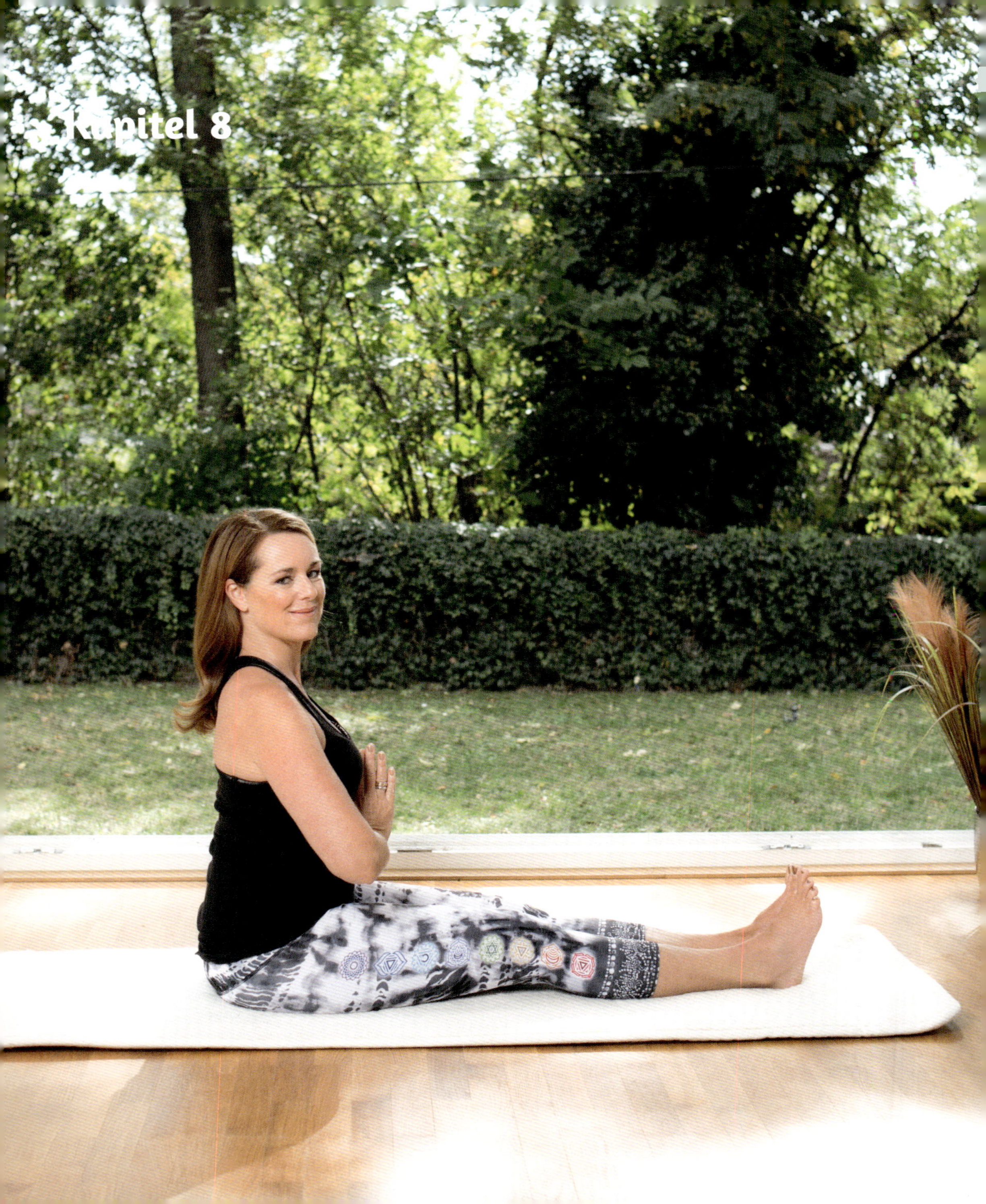

Wir sitzen das locker aus – oder etwa doch nicht?

Mittlerweile ist bekannt, dass langes Sitzen unserem Bewegungsapparat schadet. Im Büroleben sitzen viele von uns satte 75 000 Stunden vor dem Bildschirm und arbeiten konzentriert. Aber auch einen großen Teil unserer Freizeit sitzen wir. Rückenschmerzen sind schon so etwas wie eine Volkskrankheit. Und nicht nur das. Wusstest du, dass stundenlanges Sitzen den ganzen Organismus schädigen kann? Die Gesundheitsrisiken für Herz-Kreislauf-Erkrankungen, Bluthochdruck, Diabetes und Schlaganfälle oder Herzinfarkt steigen. Ohne normale Anstrengung bleibt der Puls niedrig. Das Herz muss weniger leisten. Wir werden schneller müde, bekommen weniger Sauerstoff. Die Kreativität leidet. Nur am Wochenende die Turnschuhe herauszuholen, bringt zu wenig.

Vielleicht sollte auf jedem Schreibtisch ein Hinweis stehen: Achtung! Bewegung schadet ihrer Gesundheit! Denn wir machen ja bekanntlich gerne das, was verboten ist.

Übernimm Verantwortung für dich!

Wie es deinem Rücken geht, hängt ganz davon ab, wie du dich um ihn kümmerst. Wie sieht dein Tagesablauf aus? Bewegst du dich genug? Viele von uns fahren mit dem Auto oder mit der U-Bahn in die Arbeit, sitzen den ganzen Tag im Büro und fahren abends wieder nach Hause. Und vor lauter Erschöpfung bleiben wir auf der Couch sitzen. Und die Einkäufe? Die werden dank des Internet immer öfter mit der Post geliefert. Ist ja auch ganz bequem und warum sollte man die Wasserflaschen selbst nach Hause schleppen?

Ein kleines Beispiel, was das lange Sitzen mit uns macht: Im Sitzen wirken im Normalfall 90 Kilogramm auf unsere Bandscheiben. Wenn wir uns nach vorne beugen, sogar 170 Kilogramm. Im Vergleich dazu sind es im Liegen in der Nacht gerade einmal 20 Kilogramm, hat Prof. Dr. Dietrich Grönemeyer herausgefunden.[7]

Das Sitzen lässt unsere kurzen Rückenstrecker verkümmern, die die Wirbel zusammenhalten und in der Tiefe stabilisieren. Die Sehnen verkürzen sich. Die Faszien, die zarte Bindegewebshülle um die Muskeln, sind nicht mehr so elastisch, die Gelenke versteifen. Wenn wir uns dagegen bewegen, tut uns das gut. Wir spüren uns wieder. Wenn wir uns austoben, dann setzt der Organismus außerdem Hormone frei, Glücksgefühle werden ausgelöst.
Wichtig ist auch, „richtig" zu sitzen. Ist mein Bürostuhl verstellbar? Kann ich mich immer wieder einmal zurücklehnen?

Unsere Muskeln sind nicht dafür gebaut, uns über einen Arbeitstag mit acht Stunden aufrecht zu halten. Zumindest nicht ohne eine richtig eingestellte Rückenlehne! Eine kurze Zeit können wir schon mal „schlampig" sitzen (Rumpf zusammengesunken, Becken nach hinten gekippt, Kopf weit nach vorne geschoben), ohne einen nachhaltigen Schaden davonzutragen. Der Joballtag schaut jedoch meist anders aus.
TIPP: Stelle bei deinem Sessel Sitz und Lehnen richtig ein. Das Becken sollte laut Physiotherapeuten aufgerichtet sein. Damit ist auch der Kopf in einer neutralen Position.

Übungen für den unteren Rücken und die Füße, Knie und Hüften geben dir zudem das Gefühl einer guten Bodenhaftung und vermitteln dir, dass dich nichts so schnell umhaut, also Selbstbewusstsein. Ein guter, sicherer Stand im Leben ist wichtig, wenn du Veränderungen vor dir hast, wenn du aus eigener Kraft Konsequenzen ziehen musst. Sie unterstützen dich auch, wenn du bereits etwas geändert hast.

Yogaübungen für zwischendurch oder unterwegs – Rücken und Co.

Die folgenden Übungen mache ich nicht nur gerne zwischendurch wenn ich viel am Schreibtisch sitze. Sie funktionieren auch prima im Flugzeug oder in der U-Bahn.

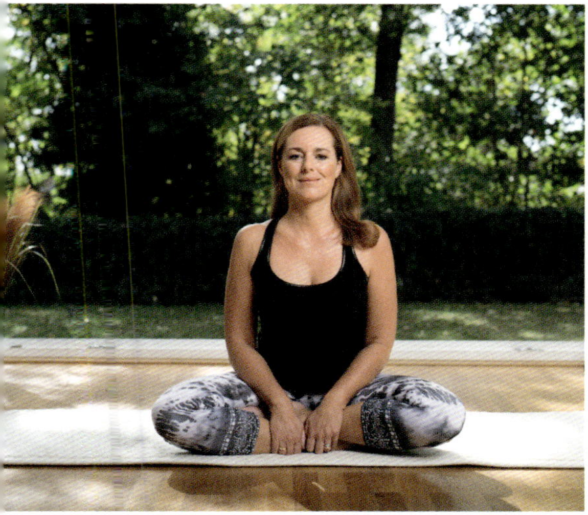

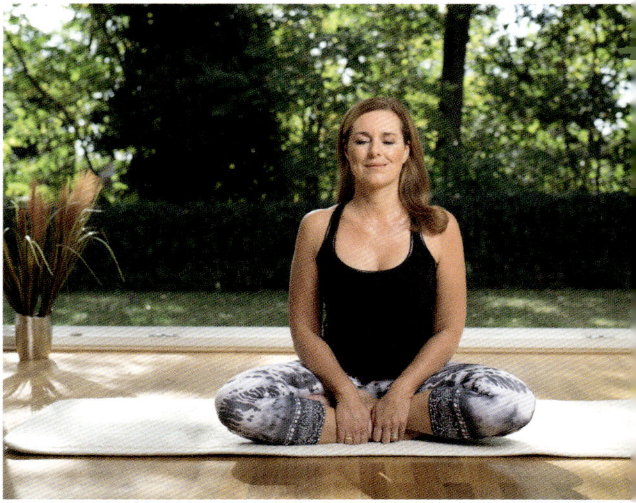

Spinal Flex – Kamelritt ÜBUNG

Mit dieser Übung fließt wieder mehr Energie im Körper!

UND SO GEHT'S: Setz dich in die einfache Haltung (Schneidersitz). Lege die Hände auf die Fußgelenke. Beuge den Rücken nach vorne, strecke die Brust nach vorne und atme ein. Mache beim Ausatmen einen Rundrücken, kippe die Hüften nach hinten, ziehe den Bauch ein und atme aus. Schließ die Augen. Konzentriere dich auf den Punkt zwischen den Augenbrauen (das dritte Auge). Halte den Kopf gerade, er soll nicht herumwackeln. Wiederhole die Übung 1–3 Minuten lang. Du kannst die Übung mit einem Mantra ergänzen: Denke dir „Sat" beim Einatmen, wenn du nach vorne kommst und „Nam" beim Ausatmen, wenn du das Becken nach hinten kippst. Das heißt so viel wie: Die Wahrheit ist in dir selbst. Vertraue auf deine innere Kraft. Diese Übung stammt aus dem Kundalini-Yoga.
ALTERNATIVE: Starte im Fersensitz. Der Po sitzt auf den Fersen, die Hände liegen auf den Oberschenkeln. Dabei bleibt der Rücken gerade, die Oberschenkelvorderseite wird gedehnt.

WIRKUNG: Der Kamelritt lockert und kräftigt die Bauch- und Rückenmuskulatur. Die Wirbelsäule wird flexibler.

ÜBUNG **Spinal Twist – Oberkörper drehen**

Mit Drehungen kann man den ganzen Ärger aus dem Gewebe rausbringen, Stress abbauen und so ganz nebenbei auch die Rückenmuskulatur stärken. Und das geht auch ganz prima auf dem Bürostuhl.

UND SO GEHT'S: Setze dich in die einfache Haltung. Hebe die Ellbogen, lege die Hände auf die Schultern. Die Daumen liegen hinten. Die Finger sind vorne. Kontrolliere, dass die Ellbogen parallel zum Boden sind. Atme ein und drehe den Oberkörper nach links. Atme aus und drehe den Oberkörper nach rechts. Die Bewegung kommt aus dem Nabelbereich. Der Kopf folgt dem Oberkörper. Abschließend: Atme ein und strecke die Arme über den Kopf, bringe die Hände in Gebetshaltung. Atme aus und ziehe die Hände nach unten vor das Herz. Du ziehst damit auch die Energie nach unten zum Herzen. Mach diese Übung 1–3 Minuten.

WIRKUNG: Diese Bewegung öffnet die Seiten des Oberkörpers. Und sie arbeitet am internen System. Denn auch die Gallenblase kann Ärger speichern.

Unser vegetatives Nervensystem wird oft überfordert. Mit sanften Bewegungen wie diesen kann man es mobilisieren. Dadurch können die Kreisläufe, die vom vegetativen Nervensystem gesteuert werden, harmonisiert, reguliert und normalisiert werden. Also zum Beispiel lebenswichtige Grundfunktionen wie Atmung, Verdauung, Stoffwechsel oder Wasserhaushalt.

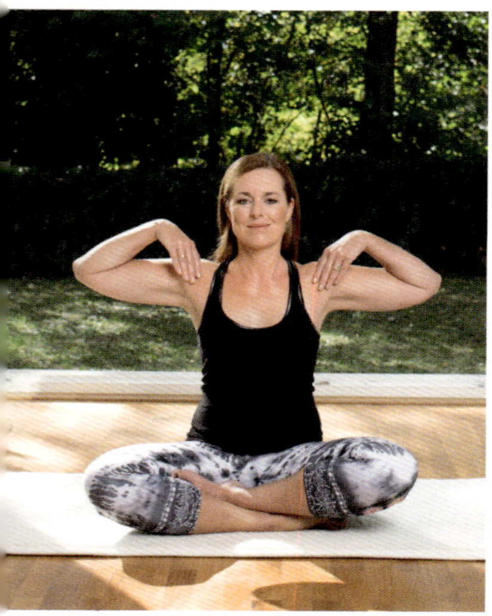

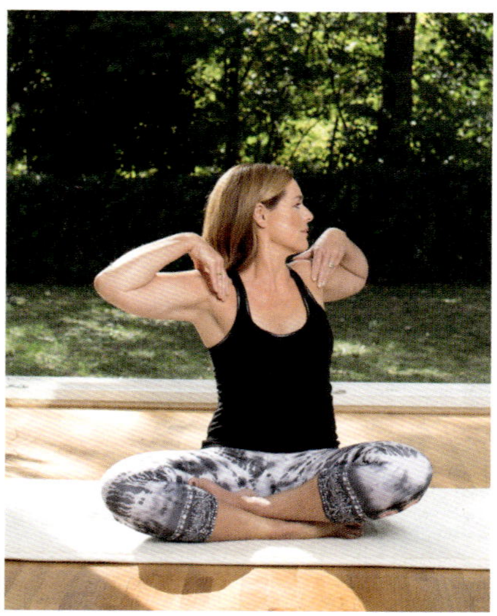

Langsitz

Ideal in der Mittagspause. Wenn du keine Yogamatte dabeihast, kannst du dich auch auf den Boden setzen, je nachdem, wie sauber es ist. Du kannst mit dieser Position alles loslassen, was du nicht mehr brauchst. Was dir nicht dient. Sie wirkt äußerst beruhigend.

UND SO GEHT'S: Setze dich auf die Matte und strecke die Beine nach vorne aus. Schau, dass du mit den Händen so weit wie möglich nach vorne kommst und halte entweder die Knie, die Schienbeine oder im besten Fall die Zehen fest. Schau, dass die Kniekehlen so weit wie möglich zum Boden kommen, ohne die Kniegelenke zu überstrecken. Das schädigt laut Physiotherapeuten langfristig Meniskus und Gelenkknorpel. Die Bewegung kommt aus der Hüfte, der Kopf neigt sich als Letztes zu den Beinen nach unten. Nimm ein paar tiefe Atemzüge in dieser Haltung.
Achtung: Bei dieser Übung können leicht Fehler entstehen. Die Knie sollten am Boden sein, also zur Sicherheit lieber kürzer fassen, zum Beispiel am Schienbein, Knie oder Oberschenkel.

WIRKUNG: Der Langsitz wirkt sehr entspannend und lockert das Bindegewebe.

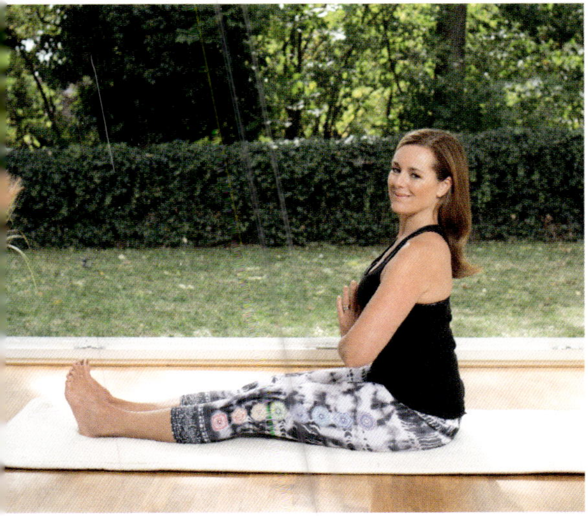

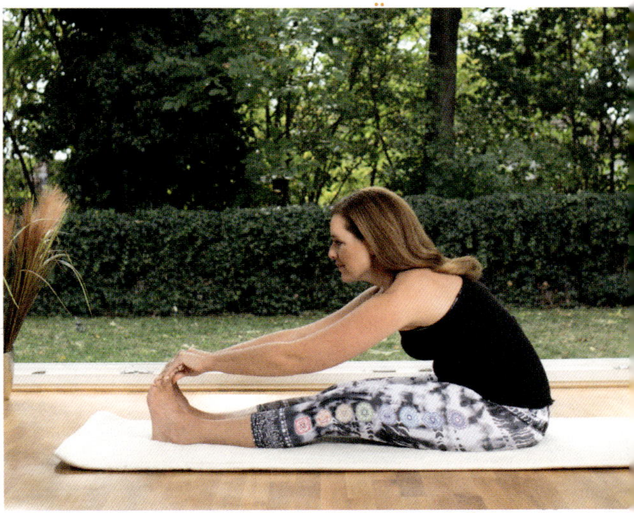

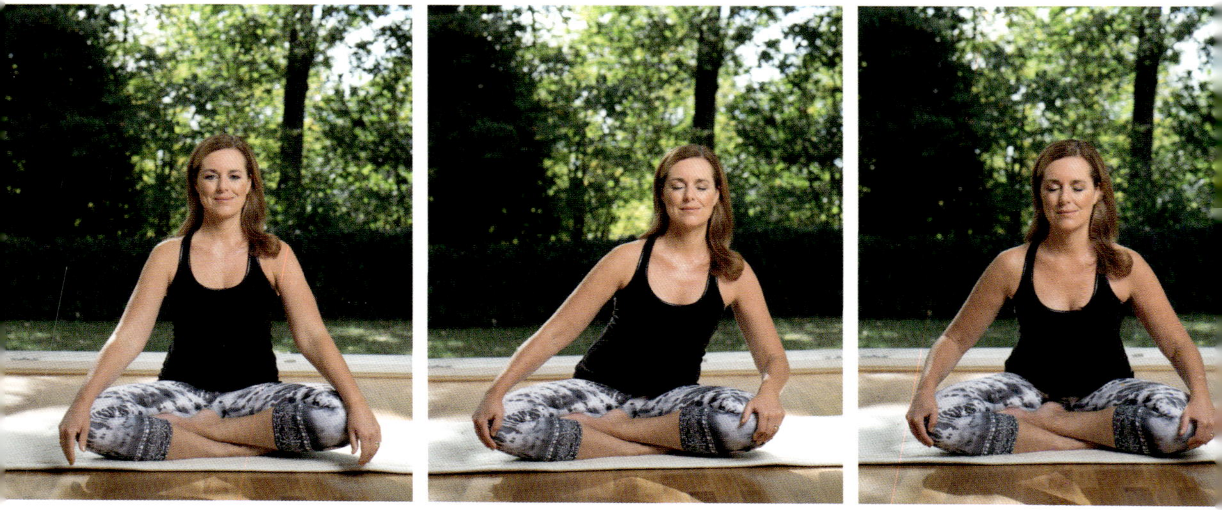

ÜBUNG **Beckenkreisen – Sufi-Kreise**

Diese Übung verwende ich in meinen Yogastunden oft zum Aufwärmen. Du kannst sie aber auch gerne jederzeit zwischendurch machen. Zum Beispiel auf dem Bürosessel.

UND SO GEHT'S: Setze dich in die einfache Haltung (Schneidersitz) auf deine Matte oder auf deinen Bürostuhl. Die Beine sind vor den Schienbeinen gekreuzt. Der Po bleibt am Boden. Sitze gerade. Lass die Schultern locker. Lege deine Hände auf die Knie, die Handflächen schauen nach unten. Schließe die Augen. Mache große, weite Kreise mit deinem Oberkörper aus der Hüfte heraus, im Uhrzeigersinn. Atme durch die Nase ein, wenn du nach vorne kommst. Strecke die Brust raus. Atme aus, wenn du nach hinten kommst. Halte den Kopf aufrecht in der Verlängerung der Wirbelsäule. Vielleicht hilft der Gedanke, mit dem Kinn einen großen Kreis zu zeichnen. Das Ein- und Ausatmen sollte in etwa gleich lang dauern.

Wiederhole die Übung 1–3 Minuten in jede Richtung. Du kannst zum Schluss noch einmal kleinere Kreise machen und dich dann in der Mitte auspendeln.

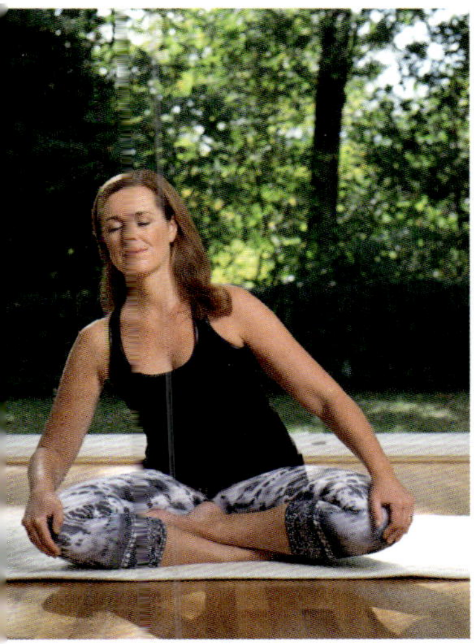 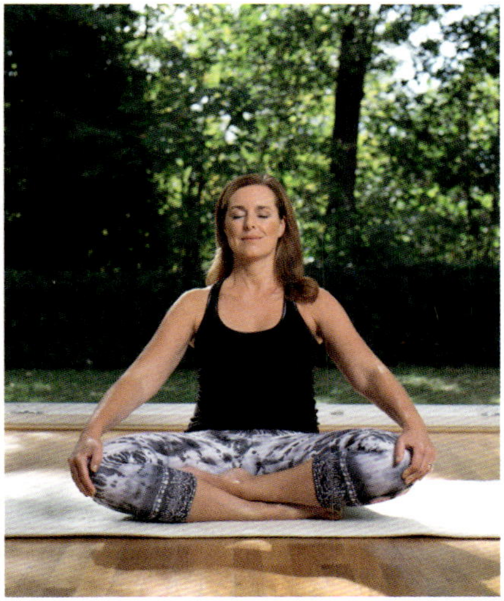

TIPP: Um deinen unteren Rücken zu stützen, kannst du dich auch auf einen Yogablock oder ein Kissen setzen. Du kannst auch deine Yogamatte ein Stück weit einrollen und dich draufsetzen. Außerdem kannst du die Beine wechseln, wir haben alle eine mehr und eine weniger dominante Seite. Vermeide auf alle Fälle runde Schultern.

WIRKUNG: Die Übung ist sehr beruhigend und gut für die Taille. Sie lockert nicht nur die untere Lendenwirbelsäule, sie erleichtert auch das gerade Sitzen. Die Sufi-Kreise wirken sanft auf das Gehirn und helfen, Probleme loszulassen. Sie beleben den Geist, trainieren den Gleichgewichtssinn.

Ohren massieren

ÜBUNG

Viele Menschen setzen automatisch und unbewusst die Ohrmassage ein. Zum Beispiel, wenn sie geistig müde werden oder angespannt sind. In den Ohren spiegelt sich der ganze Körper wieder. Wenn wir also unsere Ohren kneten und massieren, dann geben wir auch unserem Körper eine komplette Massage. Die Tibeter sagen: Massiere zwei Minuten den Rand beider Ohren und biege sie dabei leicht nach außen. Das kurbelt den Kreislauf an und erfrischt.

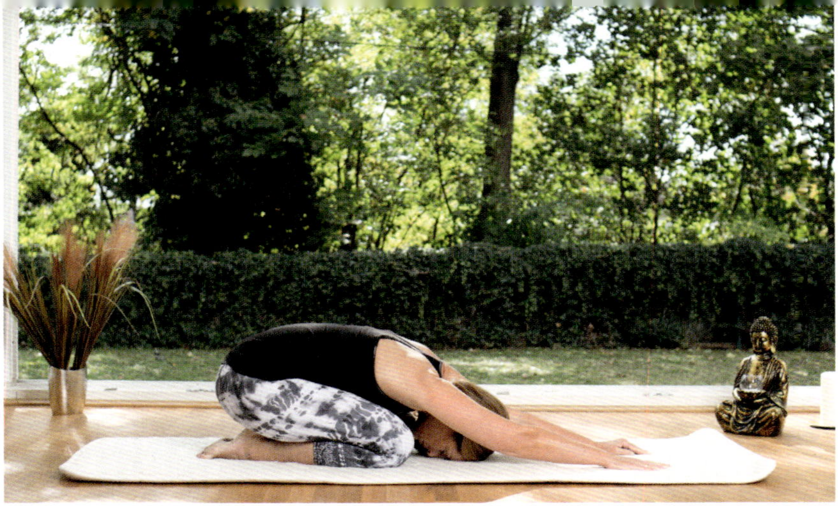

ÜBUNG

Haltung des Kindes

Das ist eine tolle Übung zum Entspannen. Das Beste daran: Du musst nichts machen.

UND SO GEHT'S: Komm auf deine Matte und setze dich auf die Fersen. Lass die Hände nach vorne gleiten und den Bauch auf die Oberschenkel sinken. Komm dann auch mit der Stirn langsam auf den Boden. Wenn du heute noch nicht ganz hinunterkommst, kannst du auch ein Kissen oder einen Yogablock unter die Stirn legen. Lege dann die Arme neben den Körper. Die Handflächen schauen nach oben. Atme lang und tief in den Bauch und in den unteren Rücken. Bleibe mindestens eine Minute in dieser Position. Setze die Hände neben den Knien auf und drück dich langsam wieder nach oben.

ALTERNATIVE: Arme und Hände nach vorne austrecken. So kann sich dein Atemraum weiter ausdehnen. Probiere, was dir guttut.

WIRKUNG: Diese Übung beruhigt das Nervensystem und verbessert den Schlaf. Sie wirkt regenerierend, stabilisierend und harmonisierend auf Körper und Geist. Sie bringt deine Gedanken zur Ruhe. Und sie bringt dich wieder in deine Mitte. Dabei streckt sie den unteren Rücken, die Oberschenkel, Knie und Fußgelenke. Sie entspannt auch deinen Hals und die Organe des Bauchraumes.

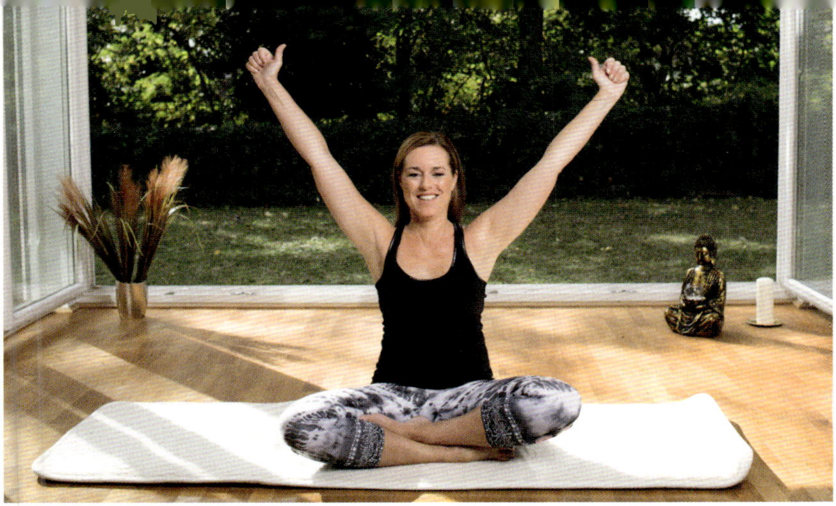

Siegerpose

ÜBUNG

Diese Position lässt meine Mundwinkel sofort nach oben gehen. Warum machen wir sie nicht öfter?

UND SO GEHT'S: Stelle dich gerade hin, die Arme sind in V-Form nach oben gestreckt. Die Finger sind eingerollt, die Daumen zeigen nach oben. Atme lang und tief. Du kannst diese Übung 1–3 Minuten machen.

Beine hoch

ÜBUNG

Nach dieser Haltung will in meinen Workshops erfahrungsgemäß niemand mehr aufstehen, weil sie so entspannend ist.

UND SO GEHT'S: Lege dich auf den Rücken. Strecke beide Beine 90 Grad nach oben und halte die Position. Du kannst deine Beine auch gegen einen Schrank oder eine Wand lehnen. Das ist sogar eine gute Idee, denn am besten ist es, wenn du die Übung etwa 10 bis 15 Minuten machst. Wenn du dann noch nicht eingeschlafen bist, löse dich aus der Haltung. Wichtig: Bewege dich nachher noch.

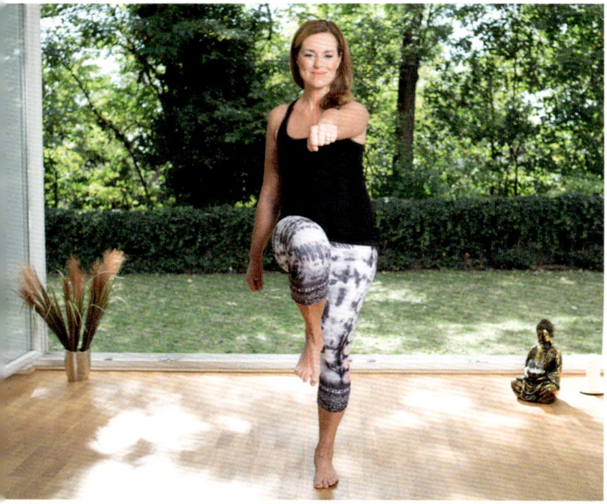

ÜBUNG

Kick it, Baby

Laufe auf der Stelle. Zieh das rechte Knie so weit wie möglich nach oben Richtung Brust. Mache mit der linken Hand eine Faust und boxe gerade nach vorne. Und dann wechsle zur anderen Seite. Jogge und boxe etwa eine Minute lang.

WIRKUNG: Diese Übung bringt das Herz-Kreislauf-System in Schwung und viel Sauerstoff in den Körper. Und du kannst dabei ganz nebenbei ein bisschen negative Energie abbauen.

ÜBUNG **Füße strecken im Sitzen**

Egal ob im Meeting, unter dem Bürotisch oder zu Hause – diese Übung geht immer!

UND SO GEHT'S: Strecke ein Bein und hebe es leicht an. Kreise den Fuß in die Uhrzeigerrichtung und dann gegen den Uhrzeigersinn.
Wenn du das regelmäßig machst, forderst du deine Muskeln im Oberschenkel. Und du trainierst ganz nebenbei die Bauchmuskeln. Toll, oder?

ÜBUNG **Bogenschütze**

Den Bogenschützen habe ich vor jeder Show bei Dancing Stars gemacht. Die Übung hat mir geholfen, mich auf mich zu fokussieren, auf meinen Tanz zu konzentrieren. Es musste aufs erste Mal sitzen, perfekt sein!

UND SO GEHT'S: Stell dich auf deine Matte. Drück die Füße fest in die Matte. Und stell dir vor, dass dich nichts und niemand so leicht umhauen kann. Der rechte Fuß ist vorne. Das Knie gebeugt. Das rechte Knie schiebt sich über das Sprunggelenk nach vorne. Wie kontrollierst du, ob du richtig bist? Wenn du runterschaust, sollte das Knie über dem zweiten Zeh sein. Du kannst dir auch vorstellen, dass ein Scheinwerfer von der Kniescheibe auf den zweiten Zeh strahlt. Das Gewicht liegt auf dem rechten Fuß. Das linke Bein ist gestreckt, das linke Knie ist durchgedrückt. Die Zehenspitzen des linken Fußes zeigen im rechten Winkel zur Seite, parallel zur Matte. Die Finger sind eingerollt, die Daumen beider Hände zeigen nach oben. Der rechte Arm ist nach vorne ausgestreckt. Der linke Arm ist abgewinkelt auf Schulterhöhe. Spanne einen imaginären Bogen mit einem Pfeil. Die Schultern sind entspannt und weg von den Ohren. Achte darauf, dass auch der hintere Ellbogen parallel zum Boden bleibt. Halte die Spannung. Schau über deinen Daumen in die Ferne. Atme lang und tief.

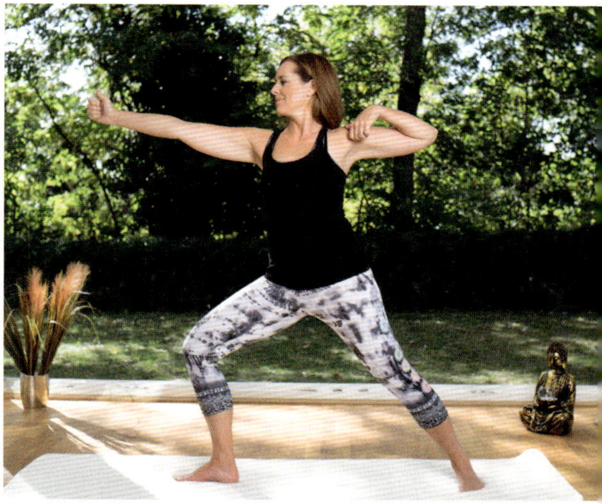

Wenn du unruhig oder ungeduldig wirst, nimm es wahr, aber bewerte es nicht. Lass die Gedanken vorbeiziehen wie kleine Wolken und konzentriere dich noch mehr auf die Atmung.
Halte die Position für 1–3 Minuten. Wenn es schwierig wird, dann atme noch tiefer aus dem Bauch heraus.
Um die Übung zu beenden, atme ein und lass die Arme sinken. Bleibe in der Grätsche stehen und nimm drei tiefe Atemzüge. Dann wiederhole die Übung zur anderen Seite.

WIRKUNG: Der Bogenschütze (Kundalini-Yoga) sorgt für mehr Konzentration und klare Gedanken. Er stärkt die innere Ruhe, ein fester Stand im Leben gibt Selbstvertrauen und einen starken Willen. Überflüssige Energie kann vom Kopf abfließen, gestaute Energie in den Fingern, Händen und Armen kommt in Fluss. Egal, womit du erfolgreich sein willst. Wenn du dich auf etwas konzentrieren willst, wenn du deine Ziele verfolgen willst, mache die Bogenschützen-Übung!

ÜBUNG **Schultern heben und senken**

Wenn wieder einmal „die ganze Welt" auf deinen Schultern lastet, ist das eine großartige Möglichkeit, sich von der Last zu befreien. Und echt simpel!

UND SO GEHT'S: Einfache Haltung, lass die Hände locker auf den Knien liegen. Atme ein und ziehe die Schultern zu den Ohren nach oben. Atme aus und lass wieder los. Relaxe. Lass mit dem Ausatmen wirklich alles los, was dich belastet, was du nicht länger an Stress und alter Energie mit dir herumschleppen willst. Mache in deinem Tempo weiter. Dauer: 1 Minute. Wenn du eine Herausforderung möchtest, mache die Übung gerne auch 3 Minuten.
Abschließend: Atme tief ein, halte den Atem kurz an und relaxe.
ALTERNATIVE IM STEHEN: Wenn du stehst, achte darauf, dass der Rücken gerade ist. Spanne Bauch und Gesäß an.

WIRKUNG: Löst Verspannungen nicht nur im Nacken, sondern auch im Gesicht. Die Übung ist laut Physiotherapie auch gut für alle, die in der Nacht zum Zähneknirschen neigen.

ÜBUNG **Schultern kreisen**

Begib dich in die einfache Haltung. Zieh die Schultern nach oben und rolle sie dann ganz nach hinten. Mit lockeren, kreisenden Bewegungen.
Dauer: 1 Minute.

WIRKUNG: Mit dieser Übung kannst du die Nackenmuskulatur lockern. Sie ist perfekt für Wartezeiten, zum Beispiel in der U-Bahn, vor der Kasse im Supermarkt, beim Arzt oder an der roten Ampel. Auf geht's!

ÜBUNG **Nacken drehen oder kreisen**

Eine tolle Übung, wenn du lange vor dem Computer sitzt. Lockert den Nacken, beugt Kopfweh vor.

UND SO GEHT'S: Bringe das Kinn zur Brust. Die Schultern bleiben unten. Atme lang und tief. Mache zunächst halbe Kreise, also 180-Grad-Drehungen.

Schaue vorsichtig nach links und rechts. Ganz in deinem Tempo. So, wie es für dich passt. Halbe Kreise sind laut Physiotherapeuten für die Halswirbelsäule besser als ganze Kreise.
Achte dabei auf die Atmung: Atme ein, wenn du nach hinten kommst und aus, wenn du nach vorne kommst. Wenn der Kopf hinten ist, wird nämlich der Brustkorb angehoben und es strömt automatisch mehr Luft in die Lungen. Ganz ohne Anstrengung.

WIRKUNG: Wir massieren damit auch die Wirbel und Bandscheiben der Halswirbelsäule. Ein guter Ausgleich zur typischen Handy-Haltung. Bewegt die einzelnen Halswirbel und deren Bandscheiben.

Nacken dehnen

ÜBUNG

Schluss mit starrem Nacken. Diese Lockerungsübung bringt wieder frischen Wind in die grauen Zellen. Zum Beispiel am Nachmittag, wenn die Energie schon auf Sparflamme läuft. Auch gut für alle, die im Job viel Stehen und nach unten schauen müssen, wie beispielsweise Köche oder Mitarbeiter im Labor.

UND SO GEHT'S: Setze dich gerade hin. Falls du stehst, achte darauf, dass die Beine hüftbreit auseinander sind. Greife mit der rechten Hand über den Kopf auf das linke Ohr und ziehe den Kopf sanft und in einer bogenförmigen Bewegung zur rechten Seite. Kopf, Hals und Arm sind in einer Linie. Die Dehnung zehn Sekunden halten und dann zur anderen Seite wechseln. Mache 1–3 Wiederholungen zu jeder Seite.

WIRKUNG: Der Nacken wird entspannt, die Halsmuskeln werden gestärkt.

Streckübung im Stehen

ÜBUNG

Stell dich aufrecht hin, die Füße hüftbreit auseinander. Strecke einen Arm ganz nach oben über den Kopf. So, als ob du einen Apfel vom Baum pflücken oder einen Ordner aus dem Regal holen möchtest.
Achte darauf, dass die Schultern dabei nicht mit hochgehen. Die Hüfte bleibt gerade und der Kopf bleibt hinten. Und jetzt strecke den anderen Arm nach oben.

WIRKUNG: Die Streckung findet hauptsächlich seitlich statt. Du kannst damit auch dein Gleichgewicht im Stehen fördern und bekommst mehr Standfestigkeit.

Ausgleichsübungen für zwischendurch – Beine und Co.

Für alle, die viel stehen müssen

„Nicht einseitig stehen, sondern beide Füße gleich belasten. Bleib in den Knien locker."

Es gibt auch viele Jobs, bei denen man sich wünscht, dass man nicht so viel herumlaufen muss und sich zur Abwechslung mal hinsetzen kann. Nicht nur langes Sitzen ist schlecht für unseren Körper, auch langes Stehen wirkt sich auf die Bandscheiben aus. Davon können unter anderem Friseure, Maskenbildner, Köche, Polizisten, Sicherheitskräfte und Concierges oder Ärzte und Schwestern im OP ein Lied singen.

Die folgenden Übungen sind als Ausgleich für alle gedacht, die viel stehen müssen. Es wäre gut, die Übungen zwei bis drei Mal pro Arbeitstag zu wiederholen. Dadurch bringst du die Muskulatur wieder ins Gleichgewicht. Achte bei den Übungen auf die gleichmäßige Atmung oder kombiniere sie mit gezielter Ein- und Ausatmung. Übe am besten mit flachen Schuhen oder Barfuß.

ÜBUNG

Beinmuskulatur stärken

Eine gute Beinmuskulatur kann die Venen unterstützen. Denn langes Stehen belastet die Beinvenen. Und dazu gibt es zwei coole, simple Übungen, die die Beinmuskulatur stärken:

SO GEHT DIE ERSTE ÜBUNG:
Stelle dich bequem hin. Die Arme sind etwas zur Seite gestreckt, damit du die Balance ausgleichen kannst. Die Knie sind locker. Stelle dich abwechselnd auf die Zehen und dann auf die Fersen. Das kräftigt die Wadenmuskeln und pumpt das Blut in die Venen. Der Oberkörper bleibt ruhig. Die Bewegung findet im Sprunggelenk statt.
Dauer: 1–3 Minuten

UND SO GEHT DIE ZWEITE ÜBUNG:
Mache einen großen Schritt nach vorne, egal mit welchem Fuß. Beuge das vordere Knie. Das hintere Bein ist gestreckt, die Ferse geht Richtung Boden. Dadurch werden beim hinteren Bein der Wadenmuskel bis zur Achillessehne und die Hüftbeugemuskulatur gedehnt. Dann wechsle zum anderen Bein.
Diese Übung hilft auch, dem Fersensporn vorzubeugen.
Dauer: 30 Sekunden, maximal 1 Minute

Golfspieler

ÜBUNG

Stelle dich aufrecht hin. Stelle dir vor, dass ein Faden an deinem Kopf befestigt ist und dein Körper über diesen Faden nach oben langgezogen wird. Der Nacken ist lang und der Rücken gerade.
Lege beide Hände an den Hinterkopf, ziehe die Ellbogen so weit wie möglich nach hinten. Drehe dich wie ein Golfspieler locker nach rechts und nach links, sodass sich auch die Ferse jeweils auf jeder Seite vom Boden abhebt. Wiederhole den Ablauf zehn Mal auf jeder Seite.

Becken vor

ÜBUNG

Lege beide Hände an das Kreuzbein, ziehe die Schultern nach hinten und mache den Nacken lang. Spanne die Gesäßmuskeln an und schiebe das Becken nach vorne. Diese Übung dehnt die vordere Muskulatur.
Dauer: 5 Mal 15 Sekunden.

Großartige Bewegung, wenn du irgendwo warten musst, zum Beispiel vor der Supermarktkasse oder an der Ampel.

Tiefe Hocke

ÜBUNG

Stelle dich bequem hin. Lass die Arme locker hängen, neige den Oberkörper vor und beuge gleichzeitig die Knie. Die Knie zeigen dabei nach außen. Gehe so weit wie möglich nach unten. Wenn du es schaffst, lass die Fersen am Boden.

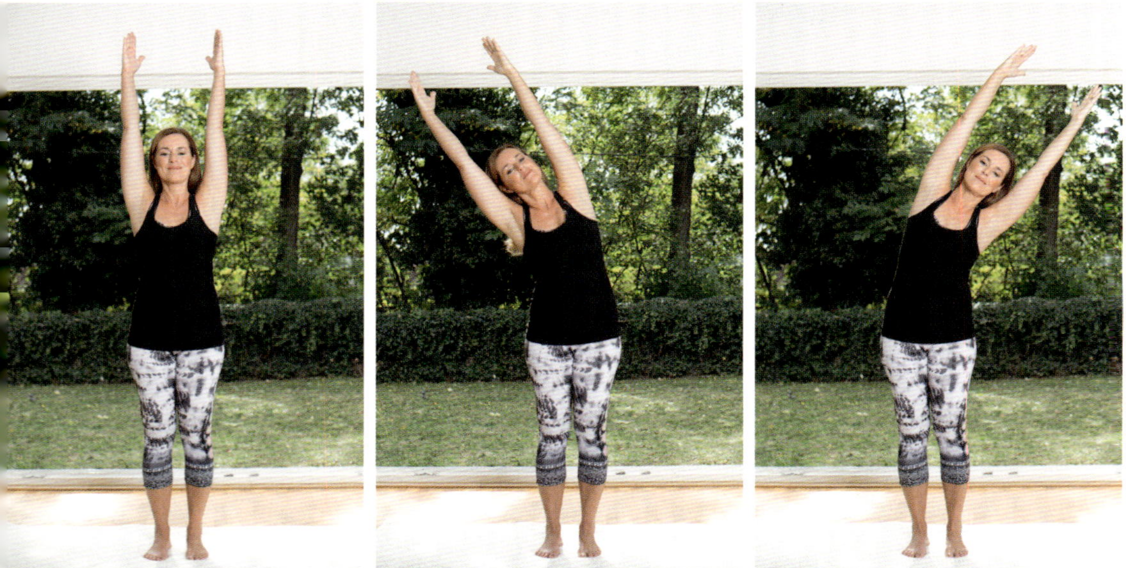

ÜBUNG **Gras im Wind**

Stelle dich aufrecht hin. Strecke beide Arme nach oben und dehne dich dann zur Seite, nach rechts und nach links. So weit wie möglich. Schau, dass der Oberkörper nicht geknickt ist, sondern dass ein Bogen entsteht, wenn du dich zur Seite neigst.

Dadurch kräftigst du die Seitenmuskultur. Du bekommst mehr innere Stabilität. Zehn Mal auf jeder Seite, gerne auch länger. Diese Bewegung ist sehr beruhigend. Und du kannst sie auch sitzend vor dem Bildschirm machen.

ÜBUNG **Butterfly**

Wenn du im Fitnessstudio bist, nutze das Gerät für die Butterfly-Übung. Sie zieht nach dem Vorwärtsdrücken die Arme leicht nach hinten und dehnt so die Brustmuskulatur.

ALTERNATIVE OHNE GERÄT: Stelle dich mit dem Rücken an eine Wand. Strecke die Arme auf Schulterhöhe links und rechts zur Seite. Beuge die Ellbogen im 90-Grad-Winkel. Die Unterarme und Hände zeigen nach oben. Spanne

Bauch und Gesäß an, um ein Hohlkreuz zu vermeiden, drücke die Brust raus. Strecke den Nacken lang. Dabei werden verschiedene Gewebe gedehnt. Eine tolle Übung für „Schreibtischtäter". Der perfekte Ausgleich zur Haltung über der Tastatur.

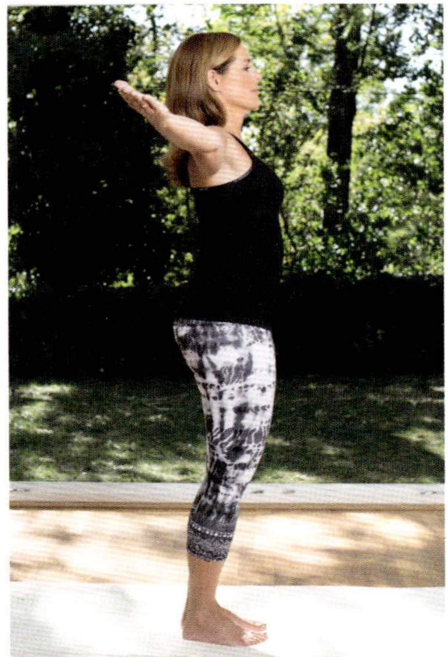

Diese Übung zeigt: Es muss nicht immer das Fitness-Studio sein. Auch Spazierengehen oder Radfahren schützen die Gesundheit. Hauptsache wir bewegen uns. Zum Beispiel, wenn wir mal wieder etwas persönlich im Büro erledigen, von Mensch zu Mensch. In ein anderes Büro gehen, statt nur ein E-mail zu schicken oder zu telefonieren. Ein Postlaufkuvert persönlich abliefern. Und wenn möglich Treppen steigen. Experten raten, sich alle 45 Minuten vom Sessel zu erheben und zu bewegen. Denn auch unsere Aufmerksamkeit ist irgendwann erschöpft. Und es tut uns gut, einmal vom Bildschirm wegzukommen. Sich fünf Minuten zwischendurch zu bewegen ist bereits ausreichend, um den Kreislauf in Schwung zu bringen und die verschiedenen Muskelpartien zu fordern.

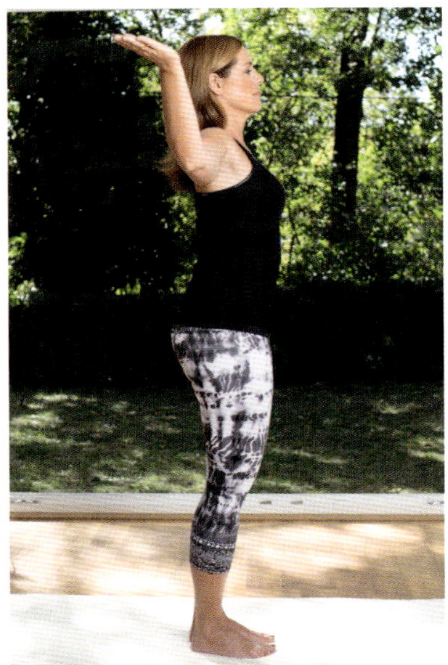

Bereits eine Stunde Bewegung pro Tag kann die Gesundheitsrisiken, die durch Sitzen entstehen, deutlich senken, sagen Experten. Außerdem kommt das Enzym für die Fettverbrennung in Schwung. Also warum nicht einen Spaziergang in der Mittagspause machen?

Kapitel 9

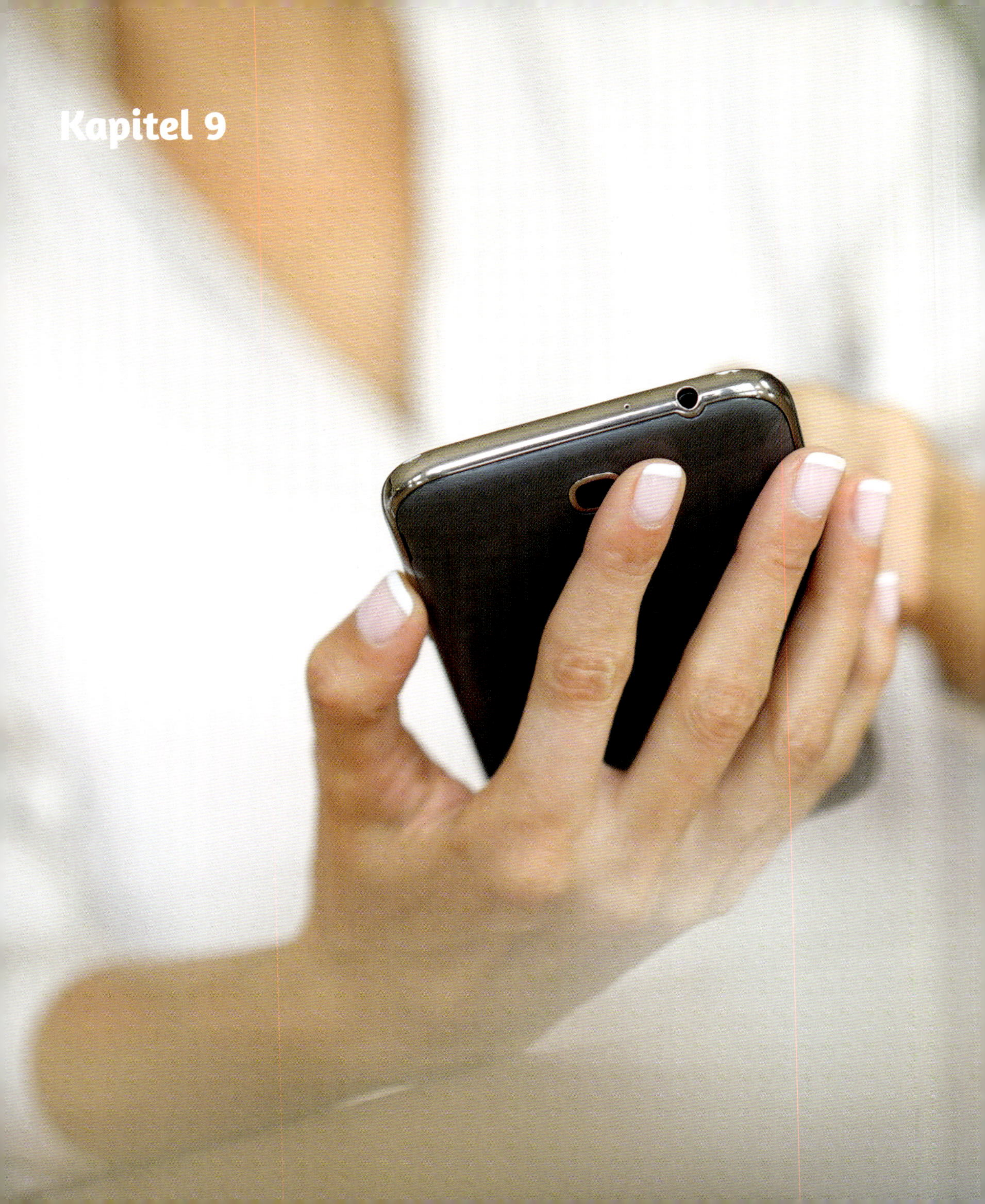

Macht mich mein Smartphone krank?

Eigentlich wollte ich nur ein oder zwei Sätze zum Thema Smartphone schreiben. Darauf aufmerksam machen, dass uns unser Handy mit all den E-Mails, dem ständigen Zugriff auf Social-Media-Kanäle und den Kurznachrichten, also der ständigen „Piepserei", ablenkt und uns aus unserem Rhythmus bringt. Die Recherche zum Thema Handy und die Auswirkungen waren jedoch erschreckend für mich.
Mediziner sprechen bereits von einer Epidemie. Nicht nur, dass wir durch die vielen Kanäle, die neuen Medien, immer gestresster sind. Wir schaden auch unserem Körper durch eine falsche Haltung. Während ich für dieses Buch recherchierte, fing mein Mann an, über undefinierbare Schmerzen im rechten Arm zu klagen. Schmerzen, die wochenlang anhielten. Offenbar hatte es etwas mit seinem Smartphone-Konsum zu tun. Die Art, wie er es beim Lesen der Nachrichten in der Hand hält. Und ich musste feststellen: Er ist kein Einzelfall. Experten erwarten in den nächsten zehn Jahren massive körperliche Auswirkungen durch Smartphone und Co. Ich glaube daher, dass es sehr wichtig ist, diesem „neuen Problem" und wie wir damit umgehen, mehr Platz einzuräumen.

Hals über Kopf

Charlie Chaplin knallt beim Spazierengehen gegen einen Laternenmast. Filmszenen wie diese haben früher für Lacher im Kino gesorgt. Selbst in schwarz-weiß. Mittlerweile sind sie Realität. In Farbe. Das beste Beispiel ist eine Frau, die in einen Kellerschacht gestürzt ist, weil sie ihre E-Mails beim Gehen am Gehsteig am Handy gecheckt hat. Schadenfreude gibt es heute wie damals. Aber der Hintergrund ist richtig ernst. Wir sind Sklaven unseres Smartphones geworden, wir verwachsen regelrecht damit. Wir sind ständig erreichbar und immer online. Im Schnitt schauen wir etwa 90 Mal pro Tag auf unser Display, statt auf den Gehsteig oder auf unsere sonstige Umgebung zu achten. In schlechter Haltung. Manche Studien rechnen in Stundeneinheiten und sprechen von bis zu 1400 Stunden pro Jahr. Jugendliche hängen noch weitaus mehr im Netz. Und das kann schmerzhafte Folgen haben, so Dr. Kenneth Hansraj, einer der führenden

Wirbelsäulen-Chirurgen in den USA. Nicht nur Daumenschmerzen, sondern auch Haltungsschäden seien auf die Dauer die Folge.

Bei aufrechter Haltung belastet unser Kopf die Halswirbelsäule mit fünf bis sechs Kilogramm. Je mehr wir den Kopf nach vorne beugen und auf unser Handy starren, desto mehr belasten wir auch unsere Halswirbelsäule. Dr. Hansraj im Interview: „Wenn wir unseren Kopf um 60 Grad nach vorne beugen, dann wirken im schlimmsten Fall etwa 27 kg auf die Halswirbelsäule. Das ist deutlich mehr, als unser Kopf normalerweise wiegt." Es ist ungefähr so, als ob wir einen achtjährigen Jungen mehrere Stunden am Tag im Nacken sitzen haben. Diese schlechte Haltung hat bereits einen eigenen Namen: „Text Neck" beziehungsweise „Handynacken". In Florida gibt es bereits ein eigenes „Text Neck"-Institut, in dem Chiropraktiker verstärkt Patienten mit Folgen der Mobilfunktechnologie behandeln. Sie reiben sich schon jetzt die Hände, denn sie rechnen damit, dass die Jugendlichen von heute die Kunden von morgen sein werden. Dr. Hansraj spricht bereits von einer Epidemie. Mögliche Folgen sind Abnützungen der Wirbelsäule, Degeneration und im schlimmsten Fall Operationen. Erste Symptome können Nackenverspannungen, Kopfschmerzen und Schulterverspannungen sein, warnen Orthopäden.

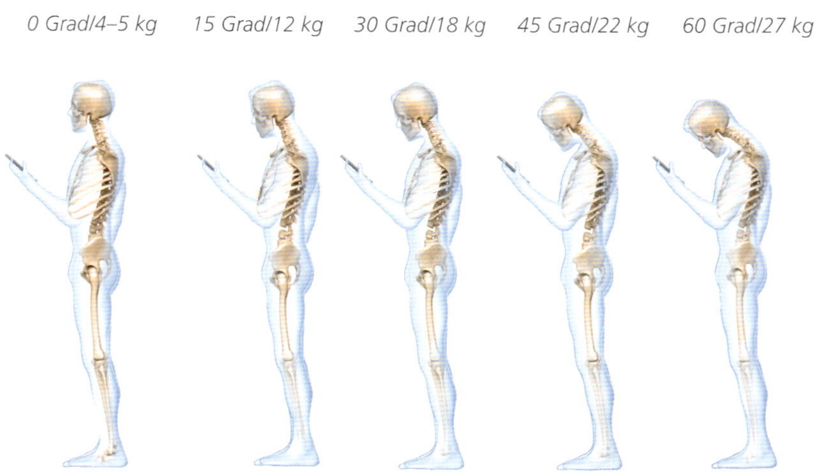

Eine schlechte Haltung kann auch noch ganz andere Probleme verursachen. Laut Experten kann sie die Lungenfunktion verringern. Sie ist bereits mit Kopfweh, neurologischen Problemen, Depression und Herzkrankheiten in Verbindung gebracht worden.

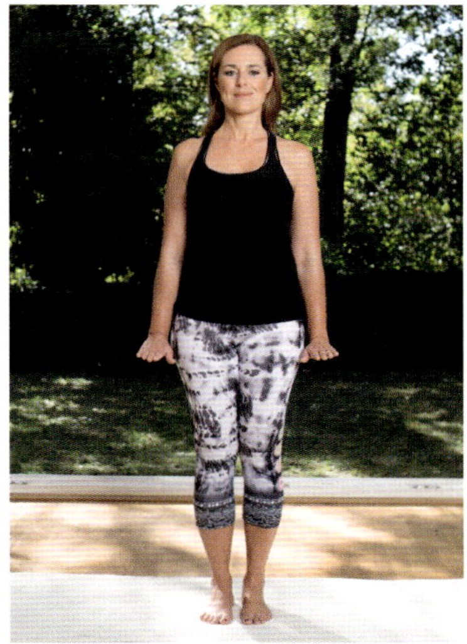

Wir müssen also lernen, mit der Technologie so zu leben, dass sie uns nicht schadet. Mit Ausgleichsübungen können wir den Nacken lockern und die Muskulatur stärken. Wenn wir nichts machen, müssen wir mit unliebsamen Dauerschäden rechnen.
Mit folgenden Übungen können wir einen Ausgleich schaffen:

ÜBUNG 1
Mehrmals täglich den Nacken nach oben ziehen und gleichzeitig die Schultern nach unten drücken, bis eine Dehnung in der Halswirbelsäule zu spüren ist.

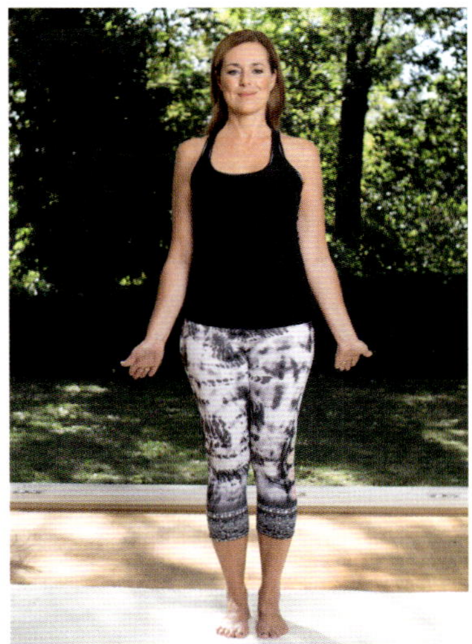

ÜBUNG 2
Stehe aufrecht und strecke die Arme nach unten, sodass die Handflächen parallel zum Boden zeigen, die Fingerspitzen schauen nach vorne. Dann drehe die Arme nach außen, die Finger zeigen nach hinten. Die rechte Hand und der rechte Arm drehen sich dabei nach rechts, die linke Hand und der linke Arm nach links. Geht auch am Schreibtisch, fördert die Konzentration.

ÜBUNG 3
Die Übung ist auch gut für alle, die viel stehen müssen:
Beide Arme nach oben strecken, Ellbogen beugen, die Hände am Hinterkopf verschränken. Der Kopf ist in der Verlängerung der Wirbelsäule. Drücke den Hinterkopf sanft in die Handflächen und ziehe die Ellbogen nach hinten. Schaue nach vorne.
TIPP: Wenn du einen großen Spiegel hast, schau, ob du im Lot bist.

Allgemeine Tipps:

- Wenn du viel am Schreibtisch sitzt, stütze die Arme auf, um betroffene Körperpartien zu entlasten, während du das Handy in der Hand hältst.
- Verharre nicht zu lange in einer Sitzposition.
- Generell können Massagen oder Akupunktur hilfreich sein, um Verspannungen zu lösen.
- Stärke deinen unteren Rücken und halte ihn mit Übungen stabil. Nur dann kann der Oberkörper locker bleiben.
- Mache ein ganzheitliches Training, das den Körper im Gleichgewicht hält, also eine Mischung aus Krafttraining und Bewegungsmustern. Krafttraining und Yoga sind zum Beispiel eine gute Kombination.
- Massiere die Muskeln zwischen den Schulterblättern und die seitliche Nackenmuskulatur mit einer Faszienrolle oder der Türstockkante, um Verklebungen der Faszien und Vernarbungen des Bindegewebes vorzubeugen und die Elastizität wiederherzustellen.
- Lege das Handy auch mal auf den Tisch und telefoniere mit Kopfhörern.

Smartphones machen unser Leben besser

Warum sollte man das Handy verteufeln? Mit der neuen Technologie ist unser Leben viel bequemer geworden, wirst du jetzt vielleicht sagen. Richtig! Wir haben eine Uhr, eine Fitness-App, die uns anzeigt, wie viele Schritte wir heute gegangen sind. Wir werden von unserem digitalen Zen-Freund daran erinnert, dass es jetzt Zeit zum Meditieren ist. Und wenn wir wissen wollen, wann es heute regnen wird und ob wir einen Regenschirm mitnehmen müssen, dann schauen wir auf die Wetter-App. Wir erledigen Bankgeschäfte via Internet. Und wir bestellen immer mehr online. Sehr praktisch, denn wir müssen keinen Parkplatz mehr suchen und in Geschäfte gehen. Wir gewinnen mehr Zeit. Aber nutzen wir diese Zeit auch? Sind wir deswegen produktiver oder kreativer? Wenn ich heute in die U-Bahn einsteige, dann sehe ich meist nur Menschen, die in ihr Handy glotzen. Kaum jemand redet mehr miteinander oder liest ein Buch. Mittlerweile bin ich als Zeitungsleserin in der U-Bahn fast so etwas wie eine Außerirdische. Ein Fossil. Wozu eine Zeitung kaufen, das Smartphone ist unser Alleskönner.

Wir haben es ständig bei uns. Es ist neben unseren Schlüsseln unser wichtigstes Utensil. Wir sind dadurch mit der Welt verbunden, wissen, was unsere Freunde weltweit gerade so machen. Wir schauen am Handy nach, wie spät es ist, spielen darauf Musik ab. Erinnert sich noch jemand an den Walkman? Das Handy ist gleichzeitig auch unser Wecker.
Unlängst habe ich im Schlaf geredet. Mein Mann ist davon aufgewacht und hat gehört, wie ich sagte: „Angelika Ahrens mein Name. Bitte rufen Sie mich zurück!" Kurt glaubte zunächst, dass ich wegen der Zeitverschiebung in New York schon früh morgens im Bett mit jemandem in Europa telefoniere und recherchiere. Er fragte: „Mit wem redest du?" Ich antwortete im Schlaf: „Ich rede mit mir selbst." Er hat mir das später erzählt und wir haben herzlich darüber gelacht. Ich hatte sogar noch eine diffuse Erinnerung daran und scherzte: „Das nächste Mal sage ich, der Anruf ist für dich!" Aber ist es nicht kritisch, wenn wir selbst im Schlaf noch „telefonieren"?

Segen und Fluch

Das Smartphone ist Segen und Fluch unserer Zeit zugleich. Es ist eine Art Geißel geworden. Ich kann aus meiner eigenen Erfahrung sagen: Es ist zu viel! Ich bekomme rund 500 E-Mails die Woche. Unaufgefordert. Von PR-Agenturen, Firmen, Instituten. Wer soll das alles lesen? „Bitte nehmen Sie mich vom Verteiler" ist eine meiner häufigsten Antworten. Denn oft werden Informationen ziel- und planlos über einen Massenverteiler verschickt, ohne dass irgendwer auch nur im Ansatz darüber nachdenkt, ob die jeweilige Person damit etwas konkret anfangen kann. Wir bekommen viele Newsletter, die wir gar nicht lesen. Oder Werbung, weil wir irgendwann an einem Preisausschreiben teilgenommen haben. Die Folge ist, dass unsere Adressen weitergegeben und verkauft werden. Wir sind nicht mehr Herr unserer Mailbox. Wenn der Spamordner nicht mehr auf den ganzen Müll reagiert, muss man selbst löschen. Das Durchschauen der E-Mails, aber auch das Löschen brauchen Zeit und lenken ab. Das Problem ist: Bei jeder eingehenden Nachricht piepst es. Es sei denn, man stellt den Ton ab. Allerdings haben Forscher herausgefunden, dass wir auch auf unser Smartphone schauen, wenn es gar nicht piepst, weil wir bereits abhängig davon sind. Süchtig!

Wir denken uns: „Vielleicht habe ich ja eine Nachricht versäumt, das Piepsen nicht gehört." Das heißt, wir sind schon so konditioniert auf Nachrichten, auf Klingeltöne, dass wir ständig unser Handy kontrollieren. Selbst wenn es nur banale Werbung ist, greifen wir immer wieder zum Handy, weil wir bisher schon oft positive, witzige Nachrichten bekommen haben. Dann kommt der Gedanke: „Vielleicht habe ich ja wieder eine positive Nachricht bekommen."

Das Überangebot an Informationen, das dauernde Piepsen, bringt uns jedoch aus unserem Rhythmus. Und wir brauchen jedes Mal wieder einige Sekunden, bis wir reinkommen. Das heißt, wir werden von dem, was wir tun, gewaltig abgelenkt. Das kostet Zeit und Energie. Und darunter leidet unsere Arbeit. Wir müssen uns stärker konzentrieren, wenn wir dauernd herausgerissen werden. Und das kostet noch mehr Energie. „Multitasking" sollten wir sowieso aus unserem Wortschatz verbannen.
„Tatsächlich tun uns diese Ablenkungen nicht gut", erklärt der deutsche Sportwissenschaftler und Gesundheitsexperte Prof. Dr. Ingo Froböse. „Wir denken dadurch vieles nicht zu Ende. Die Sprache wird unpräziser, unser Denken bruchstückhafter. Die Folge: Wir arbeiten unstrukturiert und machen mehr Fehler."

Dem kann die Wiener Psychologin Karin Flenreiss-Frankl nur zustimmen: „Generell haben wir nur eine gewisse Konzentrationsspanne, ganze 20 Minuten, in denen wir uns wirklich gut konzentrieren können. Dann geht es nicht mehr. Wir sollten eine Pause machen. Wenn wir aber schon länger am Stück arbeiten, dann dauert es umso länger, wieder in die Gedanken, die wir hatten, hineinzukommen. Und das ist nach dem Mittagessen oder abends noch schwieriger als am Vormittag."

Unter Dauerstrom kann krank machen

„Das Handy macht per se nicht krank", sagt Flenreiss-Frankl. „Generalisierungen sind nie gut. Es kommt immer auf die Anwendung an." Aber ständig erreichbar sein oder sich verpflichtet fühlen, ständig online zu sein und antworten zu müssen, das kann krank machen. „Denn wir sind dabei dauernd angespannt und das ist mit einer permanenten Stressreaktion vergleichbar", erklärt die Psychologin. „Und das kann dazu führen, dass Stresshormone nicht ausreichend abgebaut werden können. Mit den typischen Folgen wie Kopfschmerzen, Verdauungsprobleme und Schlafstörungen." Letztere werden zudem vom Handydisplay verstärkt, wenn man vor dem Schlafengehen auf das Handy schaut. Das Licht stört generell die Ausschüttung des Schlafhormons Melatonin.

Digital Detox – Digitales Entgiften

Von Sucht spricht man dann, wenn man schon zwanghaft zum Handy greift, Entzugserscheinungen hat, unrund und nervös wird, wenn man sein Handy mal nicht findet. Wenn man immer mehr Zeit am Smartphone verbringt, das heißt, wenn die Dosis steigt. Kontrollverlust ist ein weiterer Faktor. Durch die ständigen Aufmerksamkeitsreize werden wir stimuliert, das Glückshormon Dopamin wird ausgeschüttet.

In Fachkreisen werden bereits Therapiemöglichkeiten diskutiert. Das Problem ist: Wenn man im wahrsten Sinne des Wortes nicht abschalten kann, dann brennt man aus.

„Mach mal dein Handy aus!"

Es ist also Zeit, wieder einen normalen Umgang mit der Technologie zu finden. Aber was ist „normal"? So wie eine Fastenkur sollten wir auch öfter mal digital entgiften. „Digital Detox", der zeitweise bewusste Verzicht aufs Smartphone, hat laut Neurowissenschaftlern eine ähnliche Wirkung wie Sport. Unter anderem ist der Schlaf dann erholsamer, die Haltung besser, wir bekommen wieder mehr Energie, schlafen besser und können uns besser konzentrieren. Dafür gibt es mittlerweile eigene Digital Detox Coaches, die uns sagen, wie das geht. Und es gibt bereits spezielle Digital Detox Camps und Hotels für Erwachsene. Nicht nur für Arbeitnehmer, sondern auch Arbeitgeber. Also das Handy ausstecken und sich selbst wieder „aufladen", am besten in der Natur. Das heißt, die Leute bezahlen viel Geld dafür, dass sie ihr Handy, Tablet und ihren Computer ein paar Tage abgeben dürfen. Das geht auch billiger und ganz wunderbar auf einer Alm in Österreich. Dort, wo es keinen Empfang gibt.

Oder man macht es wie Eric Clough. Der 45-jährige New Yorker Architekturdesigner kann es sich nicht leisten, dass er oder seine Mitarbeiter unkonzentriert sind. Daher hat er Handys während der Arbeitszeit strikt aus dem Büro verbannt. Das heißt, keine privaten Telefonanrufe, SMS oder E-Mails. Dafür hat er die Arbeitszeit von acht auf sechs Stunden pro Tag reduziert. „Das ist prima. Da geht viel mehr weiter. Und die Leute können früher nach Hause gehen und haben noch etwas von ihrem Tag", meint Eric lächelnd.

Technologie hat uns überrumpelt

Die Technologie und das Internet haben sich in den letzten Jahrzehnten rasend schnell entwickelt. Zu schnell für unser Gehirn, finden Psychologen. Karin Flenreiss-Frankl schätzt, dass es noch ein bis zwei Generationen dauern wird, bis wir einigermaßen mit der Technologie und den ständigen Neuerungen mitkommen werden.

Apropos: Wir haben mit einer meiner Stieftöchter ein Experiment im Autohaus gemacht. Auf der Suche nach einem neuen Auto wollten wir von der Fünfzehnjährigen wissen, was für sie wichtig sei. Ihre Antwort: „Hauptsache, es gibt auf den Rücksitzen viele USB-Stecker, damit jeder sein Handy aufladen kann." Offenbar ist es nicht mehr wichtig, ob ein Auto ein Lenkrad oder vier Räder hat oder wie viel Sprit es verbraucht. Hauptsache, man ist „connected". Das heißt, wir tun gut daran, Kindern und Teenagern einen gemäßigten Handykonsum vorzuleben. Unter anderem auch, damit sie nicht schon in jungen Jahren mit Schmerzen beim Chiropraktiker oder Orthopäden landen. Und dafür ist es auch wichtig, Regeln aufzustellen, zum Beispiel kein Handy am Tisch zu verwenden, wenn gegessen wird. Wir können aber auch für uns selbst neue Regeln machen. Wenn wir zum Beispiel im Restaurant mit Freunden essen. Wer zuerst zum Handy greift, zahlt die Rechnung.

Manchmal kommen Leute aber auch so drauf, dass weniger mehr ist. Die 24-jährige Lisa erzählte im Workshop, dass sie mit Freunden beim Campen war. Da der Empfang in den Bergen aber so schlecht war, saßen sie abends um das Lagerfeuer, um sich zu wärmen. Lisa war auch nach dem Wochenende noch fasziniert: „Wir haben das erste Mal so richtig miteinander geredet. Und ich habe dabei auch meine Freunde wirklich kennengelernt. Eigentlich waren es die besten Tage seit Langem."

Wie sollen wir mit dem Smartphone am besten umgehen?

Psychologen raten, die ständige Erreichbarkeit aus dem Kopf zu bekommen. Denn wenn die anderen erst einmal wissen, dass wir zu einer bestimmten Zeit nicht erreichbar sind, dann gewöhnen sie sich daran. Wichtig dabei ist, die E-Mail-freien Zeiten mitzuteilen.

Wenn etwas fertig werden soll, wenn du konzentriert arbeiten musst, dann schalte dein Handy für eine bestimmte Zeit auf lautlos oder ganz aus. Sage deinen Kollegen oder deinem Boss Bescheid, dass du dich jetzt konzentrieren musst.

- Wenn du nicht dauernd per E-Mail erreichbar sein musst, checke deine E-Mails erst ab 13 Uhr. Nütze den Vormittag, um schwierige Dinge voranzutreiben und abhaken zu können. Nach dem Mittagessen haben wir weniger Energie. Und das Problem mit E-Mails ist: Wir verzetteln uns und verlieren zu viel wertvolle Zeit und Energie.
- Beschränke die Kommunikationskanäle mit deinen Kollegen auf die wichtigsten. Wer ständig SMS, Telefon, E-Mail und womöglich noch andere Kanäle checken muss, der wird verrückt und übersieht womöglich wichtige Nachrichten.
- Melde dich von Newslettern ab, die du ohnehin nicht ständig nutzt.
- Werde nicht selbst zum Zeiträuber. Informiere andere in deinen E-Mails kurz, klar, aber höflich.
- Ich werde in meinen Kursen immer wieder gefragt, wie das mit der Mittagspause ist. Manche Kollegen müssen das Abteilungshandy mit in die Pause nehmen, weil sonst niemand in dieser Zeit in der Abteilung ist. Mit einem schönen Gruß vom Betriebsrat sage ich: Die Mittagspause ist keine bezahlte Arbeitszeit und daher sollte sie eine „handyfreie Zone" sein. Generell sollte man das Handy vom Mittagstisch verbannen.
- Schalte die Mobilbox aus. Wer etwas von dir will, ruft wieder an.
- Schalte das Handy zwischendurch ab.
- Lies vor dem Schlafengehen keine Nachrichten mehr am Handy. Das Licht stört die Ausschüttung des Schlafhormons Melatonin.
- Kaufe dir einen analogen Wecker und verbanne Digitales aus dem Schlafzimmer.

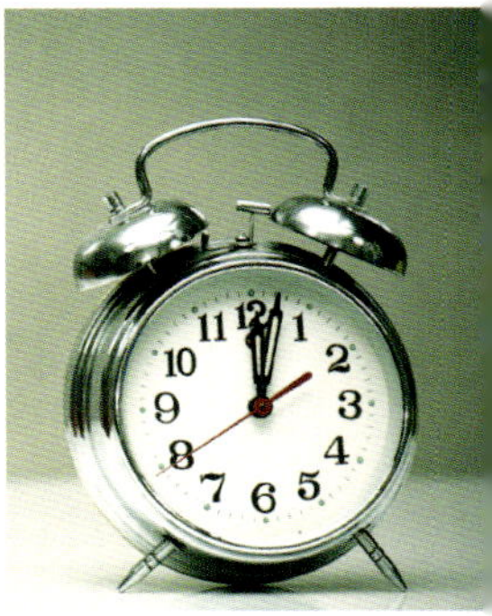

Im Gegensatz zum Job müssen wir in der Freizeit nicht digital aufrüsten. Das Beste wäre überhaupt, einen handyfreien Tag in der Woche einzuführen, zum Beispiel am Sonntag. Das hat mein Mann Kurt unlängst gemacht. Mehr oder weniger unfreiwillig. Er hat am Samstagabend sein Handy im Büro vergessen. Aber er hat es den ganzen Sonntag bewusst dort liegen gelassen. Fazit: So gut hat er sich schon lange nicht mehr entspannt.

Im Rahmen meiner Recherche für dieses Buch habe ich viele Menschen gefragt, was für sie Stress bedeutet und wie er sich konkret bei ihnen äußert. Ein großer Wunsch war eine Übung für den „Smartphone-Daumen".

„Sich selbst ‚auszustecken' erhöht die Lebensqualität!"

Durch das Handy, das Tablet, die Maus und viele, viele Stunden im Büro machen wir immer wieder die gleiche Hand(y)bewegung. Wir halten das Smartphone in einer bestimmten Weise. Dadurch kann es zum Karpaltunnelsyndrom kommen. Das heißt, im Karpaltunnel im Handgelenk kommt es zu einer Schwellung, die auf den Nerv drückt. Oder der Nerv einer Hand verkürzt sich. Die Folgen sind ständiges Kribbeln, Taubheit oder Schmerzen in den Daumen, Zeige- oder Mittelfingern. Vor allem morgens. Wenn es schlimmer wird, sollte man einen Arzt aufsuchen und eventuell die Hand über Nacht schienen, damit das Handgelenk gestützt wird, raten Experten. Möglicherweise ist das Bindegewebe (Faszien) auch durch Fehlhaltungen oder jahrelange ungesunde Belastungsmuster und einseitige Haltungen verletzt. „Im Bindegewebe sitzen die meisten Schmerzrezeptoren. Es ist wichtig, möglichst abwechslungsreiche Bewegungen zu machen", so Schulmediziner und Yogatherapeut Dr. Peter Poekh.

Übungen für den Smartphone-Daumen

ÜBUNG 1
Finger sanft strecken und mit dem Daumen der einen Hand den Daumenballen der anderen (betroffenen) Hand leicht massieren, sodass der Muskel entspannt. Etwa so, wie beim Hände-Einreiben.

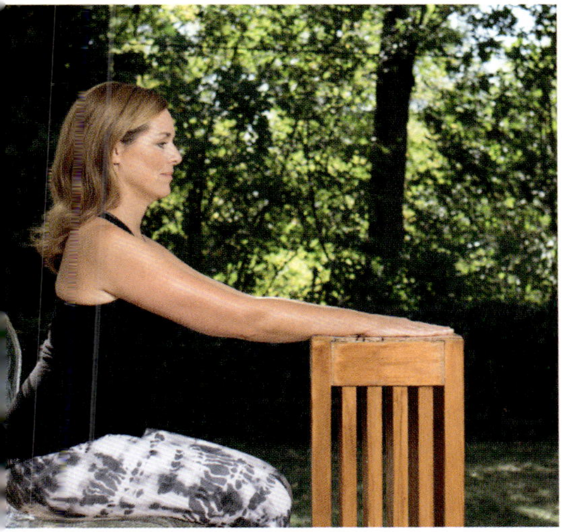 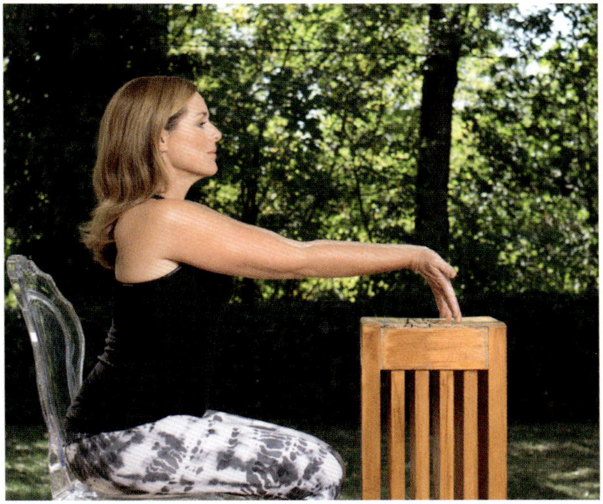

ÜBUNG 2
Aufrecht sitzen, die Handflächen mit gestreckten Fingern auf den Tisch legen, Finger spreizen. Die Hand drehen, sodass der Handrücken auf dem Tisch aufliegt. Dann die Arme und Finger nach vorne strecken. Die Hand aufstellen, sodass die Handfläche nach vorne zeigt.

ALTERNATIVE IM STEHEN: Du hast gerade keinen Tisch zur Verfügung, willst die Übung aber trotzdem machen? Stell dich gerade hin, strecke den rechten Arm vor den Körper, die Handfläche schaut nach oben. Die Schultern bleiben unten. Dann strecke mit der linken Hand das rechte Handgelenk, so weit es geht. Wenn es im Unterarm zieht, soll das laut Physiotherapeuten nur ein sanftes Dehnungsgefühl sein, das nach der Übung wieder verschwindet.
TIPP: Smartphone-Junkies sollten das Handy zur Abwechslung auch mal mit beiden Händen halten und nicht nur mit dem Daumen, sondern auch mit dem Zeigefinger schreiben.

Kapitel 10

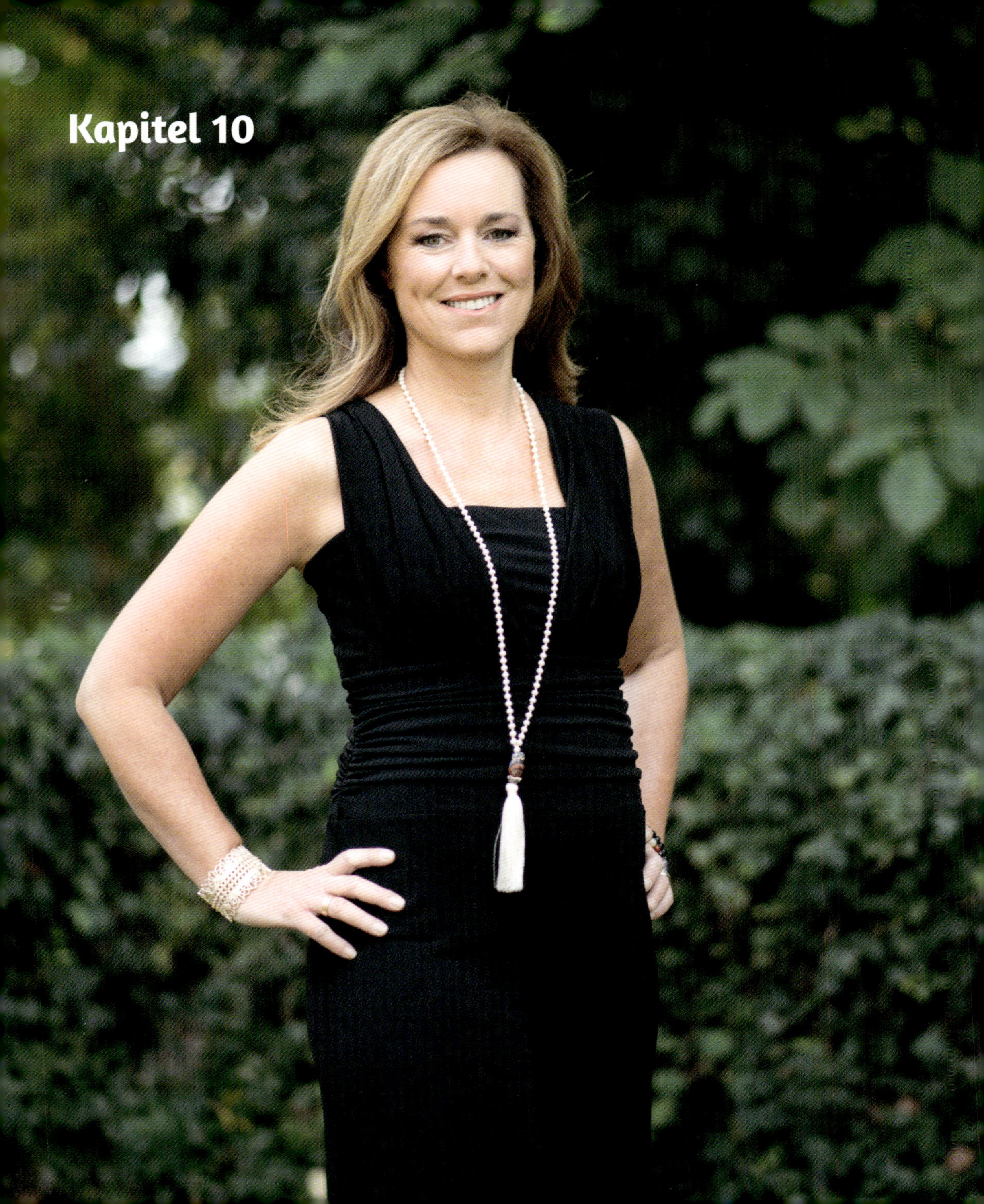

Die Kraft der Körpersprache

Bei internationalen Treffen zeigen Politiker oft schon durch ihre Körpersprache, ob sie gut mit den Chefs anderer Länder umgehen können oder nicht. Dass sich unsere Körpersprache ebenso in Vorstellungsgesprächen oder Verhandlungen auswirken kann, ist bekannt. Es spielt eine große Rolle, wie wir uns präsentieren. Wie wir schauen, gestikulieren, uns bewegen, hinsetzen, wie fest unser Händedruck ist, was wir mit unseren Händen und Beinen machen. Oder wie weit wir von unserem Gesprächspartner entfernt sitzen. Ob wir Blickkontakt halten oder nicht. Das Gesamtbild entscheidet, wie uns andere wahrnehmen.

Wir sprechen also auch dann, wenn wir nichts sagen. Und wir kommunizieren auch mit uns selbst. Die US-Sozialpsychologin und Bestsellerautorin Amy Cuddy hat mit ihrem „Ted-Talk" über „Power-Posen"[8] seither mehr als 40 Millionen Zuschauer im Internet erreicht. Was für viele Yogis der Sonnengruß ist, war seit ihrem Auftritt für unzählige Menschen die „Power-Pose". Frauen wie Männer stellen sich seither auf der Toilette oder im Gang vor einem wichtigen Gespräch hin und reißen die Arme in V-Form in die Luft. V für Victory. Wie nach einem gewonnenen Rennen. Auch Medientrainer ermutigen ihre Klienten seither, die Siegerpose zu machen, bevor sie auf die Bühne gehen.

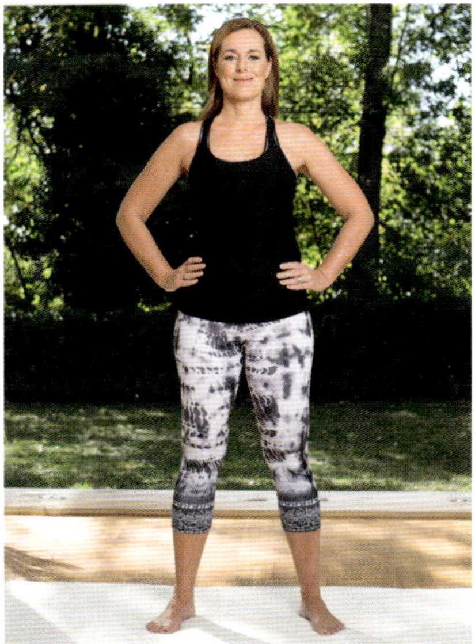

Sie riet auch zur „Wonderwoman"-Pose: breitbeinig hinstellen, die Hände in die Hüften stützen, Brust raus, Kinn nach oben, tief aus dem Bauch atmen. Mit einem Lächeln. Cuddy berichtete zudem von Auswirkungen auf die Hormone (Testosteron und Cortisol). Dafür und für ihre Art der Studie hat sie mit ihren Co-Autoren 2015 heftige Kritik von anderen Wissenschaftlern geerntet. Cuddy macht sich jedoch laut New York Times Magazine weiterhin stark dafür, dass man sich mit Power-Posen mächtiger fühlen könne.[9]

„Zeige, wer du wirklich bist! Nimm Haltung an! Du hast alles in dir, was du brauchst."

Für mich funktioniert das jedenfalls. Ich fühle mich damit besser. Und mein Gegenüber sieht zumindest, dass er keinen Duckmäuser vor sich hat. Probiere es das nächste Mal einfach selbst aus.
Wenn du dagegen mit einem Rundrücken stehst oder sitzt, dich hinlümmelst, machst du dich kleiner, als du bist. Dazu braucht es keine Studien, das ist für jeden ersichtlich und nachvollziehbar.
Im Yoga gibt es dazu übrigens eine ähnliche Position:

ÜBUNG

Stressfrei in 3 Minuten
Stress gibt es überall im Leben. Wir können ihm nur schwer entkommen und die Stressfaktoren werden immer mehr. Wir werden mit Reizen überflutet. Aber wir können dafür sorgen, dass uns der Stress nicht so mitnimmt, dass wir den täglichen Herausforderungen gewachsen sind. Zum Beispiel mit dieser Haltung aus dem Kundalini-Yoga.

HIER IST DER TRICK: Suche dir ein ruhiges Plätzchen, besonders gut funktioniert die Übung in der Natur. Setze dich in eine gemütliche Haltung. Der Rücken ist gerade. Strecke die Arme nach oben. Die Finger sind gespreizt, die Handflächen zeigen nach vorne. Spanne die Hände und Arme an. Richtig fest. Schließe die Augen. Atme tief durch die Nase ein und aus.

MEIN TIPP: Wenn du die Übung verstärken möchtest, kannst du auch durch den Mund ausatmen mit einem lauten „Ha". Halte die Position für drei Minuten. Wenn der Körper zu zittern beginnt, heißt das nur, dass du dein Nervensystem bezwingst. Also kein Grund zur Sorge. Abschließend: Atme tief ein, halte die Luft kurz an, spanne alle Muskeln an, atme aus und relaxe.

Kapitel 11

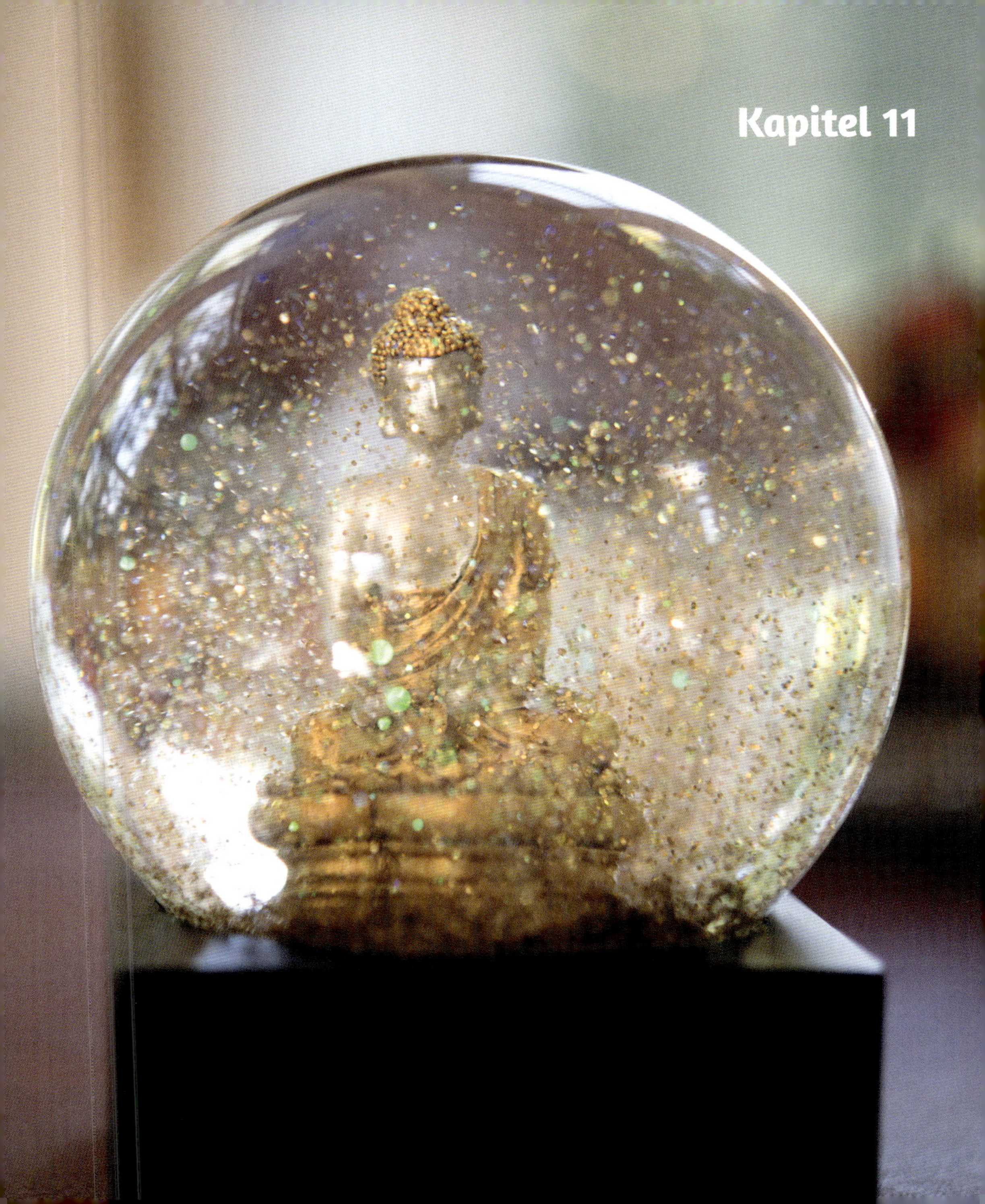

Der Atem ist mein Anker

Atme lang und tief ein. Der Bauch dehnt sich dabei vollständig nach vorne aus. Halte den Atem kurz an. Und dann atme langsam aus, ziehe den Bauchnabel Richtung Wirbelsäule. Wiederhole die Übung drei Mal. Herzlichen Glückwunsch! Du hast gerade dein Nervensystem beruhigt!

Unser Atem ist unser wichtigstes Werkzeug. Und darum geht es auch in der folgenden Geschichte, zusammengefasst aus einer der ältesten indischen Weisheitsschriften, der Chandogya Upanishad:
Die fünf Sinne stritten miteinander, wer von ihnen der Beste sei. Sie gingen zu ihrem Vater und sagten: „Herr, wer ist der Beste von uns?" Er antwortete: „Der, bei dessen Verschwinden es dem Körper schlechter als schlecht geht, der ist der Beste." Die Zunge (Sprache) verschwand. Als sie nach einer Zeit zurückkam, erkannte sie, dass die anderen ganz gut ohne sie ausgekommen sind. Danach verschwanden die Ohren (das Hören). Doch auch sie mussten erkennen, dass man im Ernstfall auf sie verzichten kann. Das Gleiche mussten auch die Augen und der Verstand feststellen. Der Mensch existiert trotzdem. Als der Atem an der Reihe war und die anderen spürten, wie bedrohlich es werden würde, wenn der Atem verschwindet, kamen sie zu ihm und sagten: „Du bist unser Anführer. Wir brauchen dich!"

„Der Atem ist mein Anker. Immer, wenn es schwierig wird, komme ich zu meinem Atem zurück.

Wenn ich mich auf meinen Atem konzentriere, werde ich automatisch ruhiger. Ich atme lange und tief aus dem Bauch."

Wir können auf unseren Atem nicht verzichten. Wir atmen automatisch und dennoch können wir die Atmung durch unseren Willen beeinflussen. Dadurch können wir Stress besser bewältigen. Wir sprechen damit die Sprache des Körpers. Jederzeit, überall und gratis. Das ist großartig! Allein, wenn wir den Atem beobachten, uns auf unseren Atem konzentrieren, dann verlangsamen wir schon den Denkprozess. Das Gedankenkarussell hält an. Wir kommen zur Ruhe und durchbrechen den Teufelskreis „schlechte Atmung – wenig Energie – geringe Belastbarkeit – noch schlechtere Atmung". Und wenn wir unseren Atem ändern, dann können wir damit unglaublich viel in unserem Körper bewirken. Das haben Studien gezeigt. Kontrollierte Atmung kann Stress schnell und effektiv reduzieren, die Aufmerksamkeit steigern, das Immunsystem stärken. Wir können negative Gefühle wie Angst, Furcht, Frustration, Ärger, Depression und Schlaflosigkeit reduzieren. Wir sind nicht so ruhelos. Wir können körperliche Beschwerden und chronische Schmerzen lindern. Die Liste der Vorteile ist lang. Atemtechniken sind daher der zweite Baustein meiner Methode.

Schlechte Atmung verstärkt Stress

Wenn wir Angst haben oder gestresst sind, atmen wir meist oberflächlich und flach im Brustbereich und nicht aus dem Bauch. Wir nehmen weniger Sauerstoff auf. Schlechte Atmung verstärkt die Stressreaktion im Körper. Sie wirkt wie ein Katalysator. Und gerade dieses schnelle, flache Atmen im Brustbereich ist für viele statt der natürlichen Bauchatmung, die Babys und Kinder automatisch machen, Gewohnheit.

Warum funktionieren Atemtechniken so schnell und so gut?

Mit dieser Frage beschäftigt sich mittlerweile auch die Wissenschaft intensiv: „Eine Theorie ist, dass bewusstes, kontrolliertes Atmen das vegetative Nervensystem im Körper beeinflussen kann. Und das kontrolliert wiederum unbewusste Prozesse wie den Herzschlag, die Verdauung oder die automatische Stressreaktion im Körper", erklärt der Psychiater und Atemtechnikexperte Dr. Richard Brown im Interview.

Wenn wir langsam und gleichmäßig atmen, bekommt unser Gehirn die Information: „Alles ist ok! Das parasympathische Nervensystem wird aktiviert. Sozusagen die Wellness-Abteilung im Körper", so Dr. Brown. Der Herzschlag und die Verdauung normalisieren sich. Ruhe kehrt ein. Es kommt mehr Sauerstoff ins System. Die Muskeln müssen weniger arbeiten. Wenn wir bewusst atmen, haben wir auch mehr positive Gedanken. Kopf und Herz verbinden sich. Und das ist wichtig, denn oft sind wir viel zu kopflastig und zu wenig mit unserem Herzen dabei. Atemtechniken können auch dabei helfen, in schwierigen Lebensphasen, bei Krankheiten oder nach traumatischen Erlebnissen wieder zur eigenen Mitte zu finden.

Wenn wir den Atem beruhigen, wirkt sich das auf unseren Körper aus – und ausgehend von unserem Körper kommt auch unser Geist zur Ruhe.

Wann sollen wir üben?

Beim Schiffbruch ist es zu spät, um schwimmen zu lernen, sagt ein dänisches Sprichwort. Das heißt, wenn wir bereits unter Strom sind, zum Beispiel im Taxi zum nächsten Termin sitzen, dann ist das wohl nicht der richtige Ort oder die richtige Zeit, um Atemtechniken das erste Mal auszuprobieren. Das heißt, alle Übungen sollten wir erst einmal in Ruhe ausprobieren. An einem Ort, an dem wir ungestört sind.

Beobachte bewusst deinen Atem, bevor du mit den Übungen beginnst. Setze dich bequem hin. Atme durch die Nase. Schließe die Augen. Atme lang und tief. Fühle, wie die Luft durch die Nase einströmt, bis hinunter in die Lungen. Und wie es sich anfühlt, wenn die Luft wieder hinauf und durch die Nase nach draußen strömt. Beobachte auch deinen Bauch, wie er sich mit der Ein- und Ausatmung hebt und senkt.

Was kannst du tun, wenn störende Gedanken aufkommen?

Ich erzähle meinen Schülern gerne die Geschichte eines Yogis, der einem hochmütigen Schüler eine Lektion erteilen wollte. Er trug ihm auf, drei Monate nicht an Affen zu denken. Kaum war der Schüler aus dem Haus draußen, sah er überall herumspringende Affen. Alles in seinem Leben drehte sich plötzlich nur noch um Affen. Als er sich nicht mehr zu helfen wusste, kam er nach ein paar Wochen wieder zum Meister und bat ihn um Hilfe. Das Fazit dieser Geschichte ist: Wenn wir versuchen, etwas zu verdrängen, kommt es uns erst recht in den Sinn. Wenn wir uns dagegen denken: „Okay, ich kümmere mich später darum!“, dann akzeptieren wir, dass wir diese Gedanken haben. Gleichzeitig schaffen wir sie damit aus dem Weg. Wir beruhigen uns selbst. Und wir können uns in diesem Moment auf uns konzentrieren und uns etwas Gutes tun.

Magischer Atem

ÜBUNG

Wenn im Job alle um dich herum ausflippen, mache einfach diese jahrtausendealte Atemübung. Du wirst der Fels in der Brandung sein!

HIER IST DER TRICK: Setze dich aufrecht hin. Lege deine Hände auf den Bauch. Nimm ein paar tiefe Atemzüge. Atme langsam durch die Nase ein und zähle dabei in Gedanken bis vier. Der Bauch wölbt sich nach vorne. Atme langsam durch die Nase wieder aus und zähle wieder bis vier. Schließe die Augen, dann kannst du besser relaxen. Fühle, wie sich dein Bauch hebt und senkt, wie die Luft ein- und ausströmt. Wenn das gut funktioniert, zähle beim Ein- und Ausatmen jeweils bis fünf oder bis sechs. Lass deine Schultern sinken, lass den Kiefer locker. Die Zähne sind auseinander. Oft beißen wir sogar noch vor dem Schlafengehen die Zähne unbewusst aufeinander und nehmen die Anspannung des Tages mit in den Schlaf. Atme neue Energie ein. Und lass mit jedem Atemzug die Anspannung im Bauch, in der Brust und im Nacken los. Wie fühlt sich das an?

Laut dem Atemtechnik-Spezialisten Dr. Brown können fünf bis acht Minuten bereits beruhigend wirken. Du kannst dieses Atemtraining morgens machen, das erfrischt und beruhigt. Abends lädt es deine Batterien wieder auf und entspannt dich für den Schlaf.[10] Oder tagsüber zwischendurch, wenn der Stress überhandnimmt. Je öfter du übst, desto mehr hast du davon!

WIRKUNG: Diese Technik kann helfen, wenn du dich gestresst oder ängstlich fühlst oder schlecht einschlafen kannst. Zudem kann sie den Geist beruhigen, den Körper entspannen, Ängste verringern und Heilung fördern. Wir sind weniger anfällig für Krankheiten. Sie kann Schmerzen lindern und unsere Leistung steigern.

ÜBUNG

Beruhigender Atem

Wenn du wieder einmal vor versammelter Mannschaft eine Rede halten musst, zum Zahnarzt gehst, den Chef triffst oder Flugangst hast, dann ist das die richtige Übung für dich!

HIER IST DER TRICK: Setz dich in die einfache Haltung (Schneidersitz) auf deine Yogamatte oder im Büro auf den Sessel (vordere Stuhlkante). Schließe die Augen. Dann lege deine Hände in den Schoß. Atme lang und tief durch die Nase ein und aus. Spüre, wie sich die Bauchdecke hebt und senkt. Wie der Bauch rund und wieder flach wird. Fühle, wie dein Atem ganz von allein seinen eigenen Rhythmus findet. Das Ein- und Ausatmen erfolgt wie in Wellen. Endlos, wie ganz von allein. Und mit jedem Atemzug entspannst du dich mehr und mehr. Einzelne Körperteile entspannen sich. Nimm dir Zeit für dich. Du musst jetzt nichts leisten. Du kannst einfach nur sein. Vielleicht magst du dir vorstellen, wie es ist, wenn du in der Natur bist, an deinem Lieblingsort. Am Meer, wie die Wellen gegen den Strand schlagen. Wie die weißen Schaumkronen in der Sonne blitzen. Oder wie der Wald riecht. Wie es ist, wenn du auf einer Alm angelangt bist. Bilder aus der Natur funktionieren besonders gut. Aber die Hauptsache ist, du verbindest mit den Bildern etwas Positives.
Atme ein und denke beim Ausatmen zum Beispiel an das Meer. Atme ein und beim Ausatmen denke wieder an das Meer und so weiter.
Du kannst die Übung im Liegen, Sitzen oder Stehen machen. Bis zu 5 Minuten sind optimal.

ALTERNATIVEN:

- Denke einatmend: „Ich atme ein, ich bin ruhig" und ausatmend: „Ich atme aus, ich bin entspannt."
- Oder atme ein und denke: „Ich bin", atme aus und denke: „ruhig".
- Oder denke einfach nur „ruhig" beim Ausatmen und lass alles los, was dich belastet. Finde heraus, welche Variante für dich gut funktioniert.

WIRKUNG: Diese Übung kann dich schnell beruhigen und wieder in deine Mitte bringen.

Wenn mein Mann morgens in den Tag startet, stehen schon viele Dinge auf seinem Plan. Kaum ist das Telefon eingeschaltet, prasseln die Nachrichten und Anrufe auf ihn ein: Die Küchenchefs der einzelnen Lokale brauchen verschiedene frische Zutaten vom Bauernmarkt. Andere Mitarbeiter können nicht kommen, weil sie krank sind und das bringt die Personalpläne durcheinander. Und dann gibt es auch noch technische Gebrechen. Das heißt, es geht bei ihm gleich nach dem Aufstehen rund! Mein Vorschlag, gemeinsam eine kurze Meditation zu machen, bevor er außer Haus geht, scheitert meist an der fehlenden Zeit. Und so hetzt er zum Markt und eilt dann zum ersten Termin und so geht es den ganzen Tag weiter. In der Nacht gesellen sich dann noch Schlafprobleme und Grübeleien dazu. Am nächsten Morgen beginnt das gleiche Theater von vorne. Ein Hamsterrad. Ich musste für ihn daher eine Technik finden, die er fast überall – im Taxi, in der U-Bahn oder im Büro – jederzeit machen kann. Eine Meditation, die in kürzester Zeit Körper und Geist harmonisiert. Und die gibt es tatsächlich.

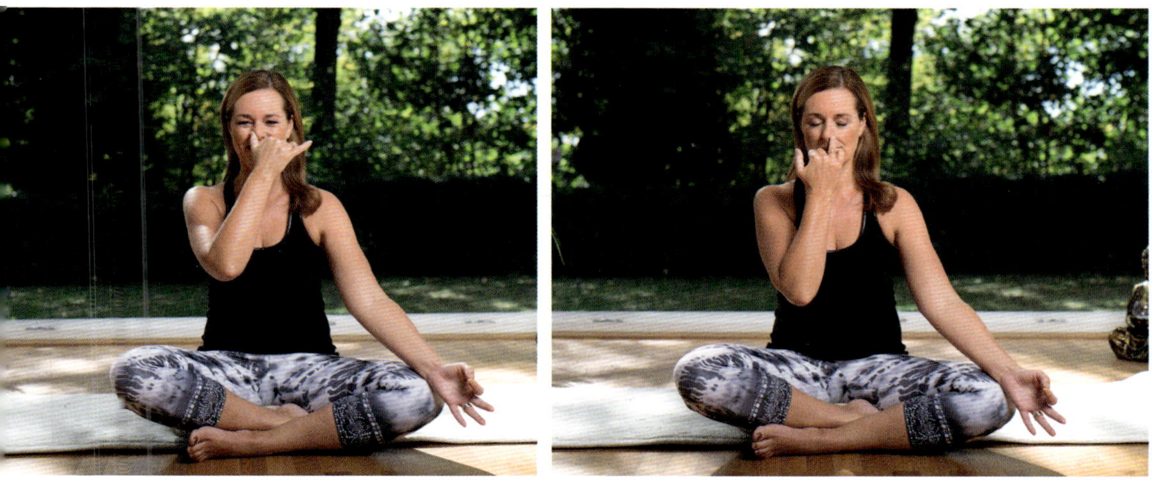

Wechselatmung

ÜBUNG

Die Wechselatmung ist eine einfache, aber kraftvolle Atemtechnik. Sie entspannt, harmonisiert Körper und Geist, gleicht rechte und linke Gehirnhälfte aus. Wohltuend bei Stress.

HIER IST DER TRICK: Setze dich bequem und aufrecht hin (einfache Haltung). Die linke Hand liegt auf dem linken Knie. Daumen und Zeigefinger berühren sich an den Fingerspitzen (Gyan Mudra). Lass die restlichen

Finger locker. Dann verschließe dein rechtes Nasenloch mit dem rechten Daumen. Die anderen Finger der rechten Hand sind nach oben gestreckt. Atme durch das linke Nasenloch langsam ein. Dann verschließe mit dem Ringfinger das linke Nasenloch, hebe den Daumen von der Nase weg und atme auf der rechten Seite aus. Atme auf der rechten Seite ein. Schließe das rechte Nasenloch mit dem Daumen wieder, hebe den Ringfinger und atme auf der linken Seite aus. Fahre mit dieser Technik fort. Schließe deine Augen und konzentriere dich auf dein drittes Auge, das ist der Punkt zwischen den Augenbrauen.
Mache diese Übung 1–3 Minuten. Abschluss: Atme tief ein und aus. Lege die Hände in den Schoß, spüre kurz nach und entspanne.

WIRKUNG: Mit dieser Atemübung kannst du dein Nervensystem beruhigen, den Geist und die Gefühle in den Griff bekommen. Obwohl wir zwei Nasenlöcher haben, atmen wir meist nur durch ein Nasenloch. Selten atmen wir auf beiden Seiten gleichzeitig. Unsere Atmung wechselt nach einer bestimmten Zeit automatisch. Wir bekommen das gar nicht richtig mit. Welches Nasenloch wir benutzen, hat mit der Temperatur zu tun. Wenn uns kalt ist, atmen wir meist durch das rechte Nasenloch. Die Yogis sagen, dass das Atmen durch das rechte Nasenloch die Sonnenenergie aktiviert. Es weckt die Lebensgeister und macht wach, erfrischt den Geist und schärft den Verstand. Das linke Nasenloch ist mit der Mondenergie verbunden. Das Atmen durch das linke Nasenloch wirkt daher beruhigend und stärkend. Es bringt Kühlung. Unsere Gedanken springen nicht mehr im Dreieck. Unsere Intuition wird angeregt.

ÜBUNG **4–4–6–2**

Diese Übung ist im Yoga und Qi Gong weit verbreitet. Stelle dich aufrecht hin. Die Füße sind schulterbreit voneinander entfernt. Die Knie leicht gebeugt. Schau, dass dein Kopf gerade ist. Schließe deine Augen. Atme durch die Nase ein und aus.

Atme langsam ein und zähle bis vier. Halte den Atem und zähle langsam bis vier. Atme langsam aus und zähle bis sechs. Setze mit der Atmung aus und zähle bis zwei. Dauer: 5–16 Atemzyklen, laut Dr. Brown.

WIRKUNG: Das Zählen beschäftigt den unruhigen Geist, damit die Gedanken nicht permanent abschweifen. Die Übung beruhigt und wir können damit unerwünschte Gedanken abstellen.
Die Dauer des Ein- und Ausatmens beeinflusst unseren Energiehaushalt. Längeres Ausatmen wirkt wie eine Stressbremse. Wenn wir länger aus- als einatmen, dann wird unser parasympathisches Nervensystem angeregt. Es reduziert den Stress, beruhigt Körper und Geist und entspannt.
Wenn du hingegen länger einatmest, sprudelt wieder Energie.

Feueratem für schnelle Energie – wirkt wie ein kleiner Espresso

ÜBUNG

Du willst zwischendurch mal Dampf ablassen? Oder hast du das Gefühl, dass die drei Tassen Kaffee oder Tee heute noch nicht viel bewirkt haben und du bist noch immer müde? Dann mache ein paar Minuten die folgende Übung. Im Kundalini-Yoga Feueratem genannt. Lass die Übung generell aus, wenn du schwanger bist oder während der Menstruation.

HIER IST DER TRICK: Setze dich bequem hin (einfache Haltung). Atme durch die Nase schnell und rhythmisch ein und aus. Beim Ausatmen geht der Bauch rein, beim Einatmen dehnt sich die Bauchdecke aus. Mache den Feueratem 1–3 Minuten. Abschluss: Spüre nach und bringe die Atmung wieder zur Ruhe. Mache ein paar lange, tiefe Atemzüge.

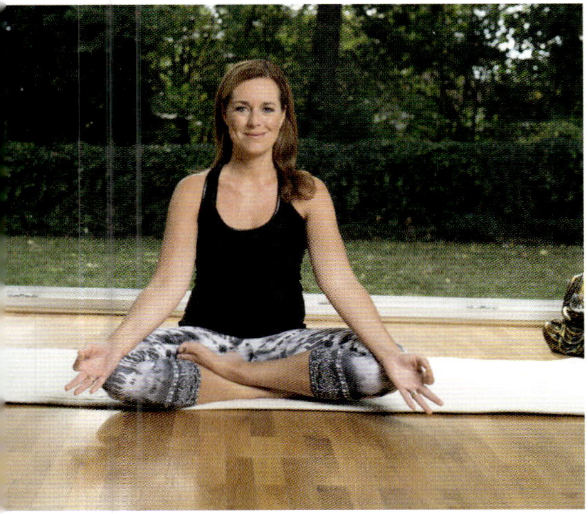

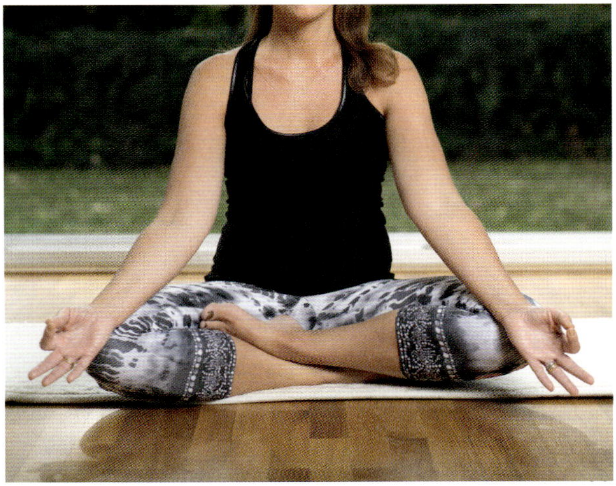

Kapitel 12

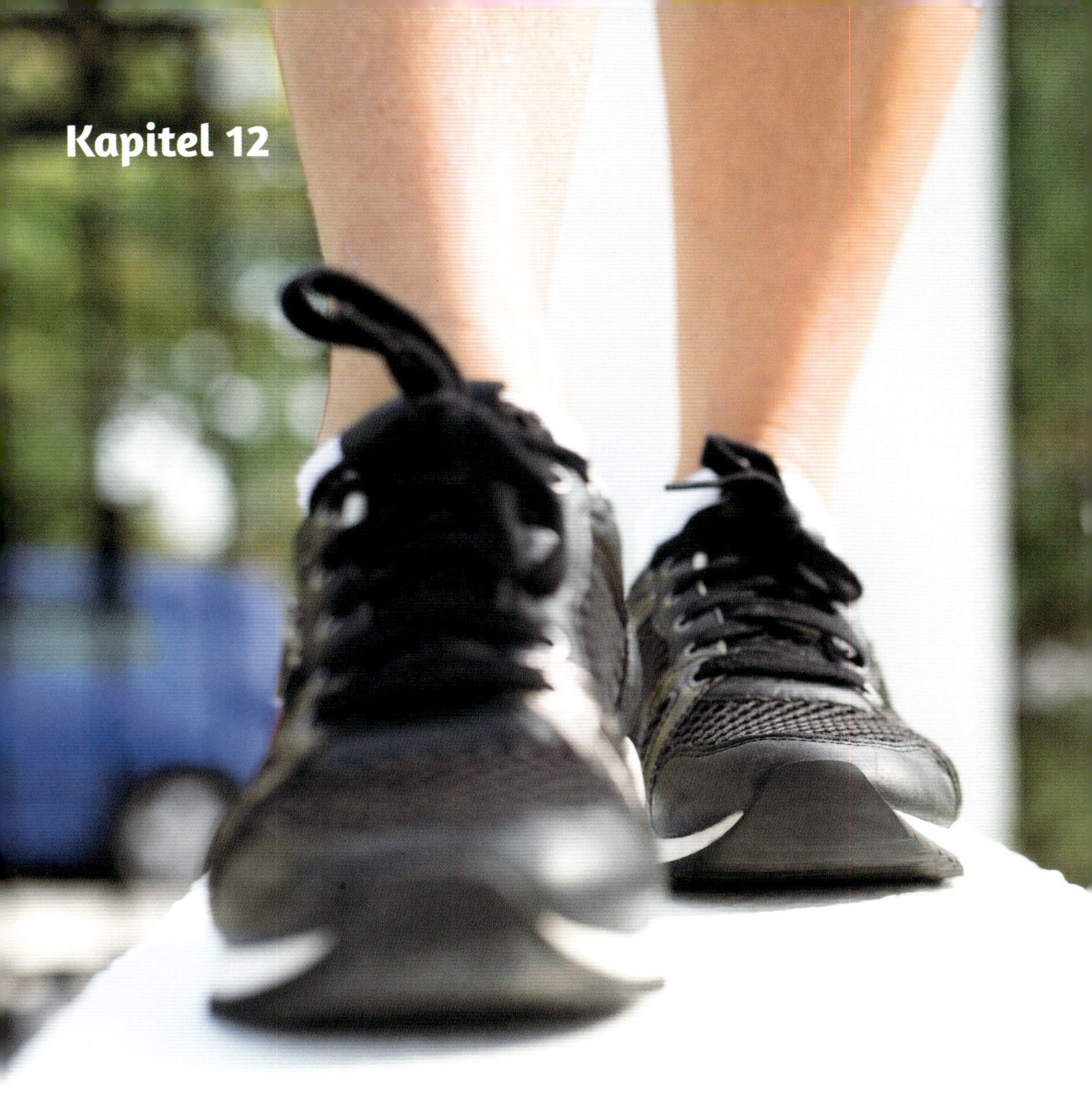

Schritt für Schritt

Ein Kollege von mir hat sich einmal einen Schrittzähler vom Betriebsarzt ausgeborgt. Der Betriebsarzt war begeistert. Doch der Kollege wollte eigentlich nur messen, was der kürzeste Weg zur Kantine ist. Interessanterweise war der Kollege aus der Sportabteilung. Vielleicht hatte er das Gefühl, dass er durch die ganzen Sportbilder, die er bei den TV-Beiträgen gesehen hat, schon genug Sport gemacht hat. Auch das soll es geben. Wie auch immer. Viele, die sich einen Schrittzähler ausleihen oder die App am Handy nutzen, werden oft ernüchtert, weil sie im täglichen Leben weniger Schritte machen, als sie glauben. Ich gehöre auch dazu.
Schau doch einmal, ob du tatsächlich 10 000 Schritte pro Tag machst, wie es von Gesundheitsexperten propagiert wird. Unter normalen Umständen gelingt mir das nur selten.
Dabei ist „nur" gehen keinesfalls langweilig. Wir bekommen neue Ideen. Eigentlich müsste man immer ein Notizbuch dabeihaben. Gehen bringt Geist und Körper zusammen. Wenn du aber während des Gehens sprichst, zum Beispiel am Handy, oder schon wieder andere Sachen planst, dann kannst du den Moment nicht genießen. Aber genau das willst du, du willst in deiner Mitte sein.

Man kann auch im Büro achtsam gehen. Und wir können den Weg von einem Meeting zum nächsten mit einer effektiven, kurzen Meditation verbinden. Eine Meditation, mit der wir den Kopf zwischendurch freibekommen.

Kurze Gehmeditation

Diese Meditation eignet sich gut zum Entspannen oder vor dem nächsten Businesstermin.
Wenn ich gehe und dazu das Mantra „Ich bin angekommen, ich bin zu Hause" denke, zaubert sich automatisch ein Lächeln auf meine Lippen. Ich gehe bewusst, bin ruhig und entspannt. Ich fühle mich sicher und zufrieden. Ich atme lang und tief aus dem Bauch ein und aus. Ich hetze nicht wie sonst durch die Gänge.

Auf diese Weise kann ich mich besser auf den nächsten Termin vorbereiten, auf meinen nächsten Gesprächspartner. Ich weiß, was ich kann und was ich will. Ich bin zuversichtlich, dass das Meeting zu meiner Zufriedenheit ausgeht. Die Meditation ist sehr effizient, selbst wenn ich nur ein paar Minuten zwischen zwei Terminen Zeit habe.

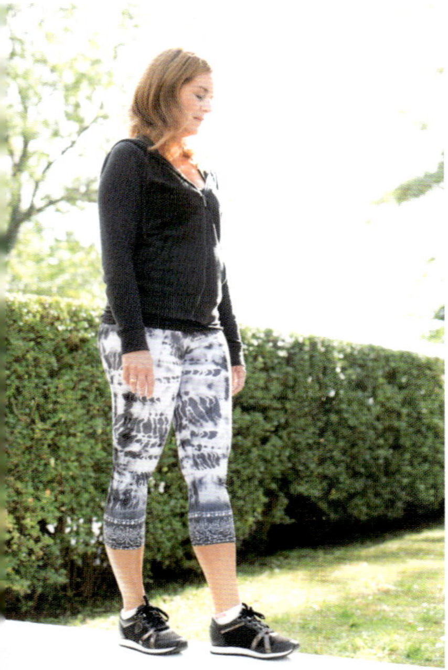

Die Idee zu dieser Meditation stammt von dem vietnamesischen Mönch Thich Nhat Hanh. Der Zen-Meister und Meditationsmeister gilt neben dem Dalai Lama als bedeutendster Lehrer der Weisheiten des Buddismus in der westlichen Welt.
Ich habe die Übung für mich adaptiert. Denn ich gebe gerne zu, ich bin kein Freund von Zeitlupen-Bewegungen. Bei aller Achtsamkeit. Aber das ist für mich okay. Jeder ist verschieden und jeder funktioniert anders.

ÜBUNG
Starte mit dem linken Fuß. Atme ein mit dem Gedanken „Ich bin angekommen" und mache dabei drei Schritte. Setze dann mit dem rechten Fuß und dem Gedanken „Ich bin Zuhause" fort. Also für jedes Wort einen Schritt. Füße: links-rechts-links – rechts-links-rechts. Du erinnerst dich an den Drei-Sekunden-Rhythmus? Auch hier haben wir wieder die Zahl drei.
Das Beste daran ist, dass ich in normalem Tempo gehe und keiner mitbekommt, dass ich dabei meditiere.

Auf der Bühne live vor 5 000 Zuhörern – ist das geil!

Vor ein paar Jahren habe ich eine Veranstaltung mit 5 000 Gästen im Publikum moderiert. Ich bin noch nie vor so vielen Menschen live auf der Bühne gestanden. Ich war perfekt vorbereitet. Trotzdem war ich aufgeregter als sonst. Wow, 5 000 Zuschauer! Das war kein Klacks! Um 18 Uhr 15 drängten die ersten Zuschauer in den riesigen Saal. Ich lugte hinter dem Bühnenvorhang hervor und sah erwartungsvolle Gesichter. Sah, wie sich der Saal und die Galerie füllten. Hinter dem Vorhang ging ich wieder und wieder meinen Text durch. Nichts wäre peinlicher, als wenn man mittendrin den Faden verliert. 18 Uhr 30. Ich dachte plötzlich an die Gehmeditation „Ich bin angekommen, ich bin zu Hause" und fing sofort damit an. Ich ging backstage mit meinem Mantra auf und ab und atmete tief aus dem Bauch ein und aus. Punkt 19 Uhr trat ich vor den Vorhang, die Musik ging an. Und was soll ich sagen? Es war das erste Mal in zwanzig Jahren Bühnenerfahrung, dass ich gedacht habe: „Mann, ist das geil! Ich spreche jetzt vor so vielen Menschen wie noch nie." Ich habe es in dem Moment das erste Mal in all den Jahren wirklich genossen, auf der Bühne zu stehen.

Dieses Mantra und die Atmung funktionieren für mich auch sehr gut vor einem Live-Auftritt im Fernsehen, wenige Sekunden, bevor das Rotlicht angeht. Ich bin dann zum richtigen Zeitpunkt voll präsent. Und genau das spüren auch die Zuschauer zu Hause vor dem Fernseher. Denn wir transportieren unterschwellig sehr viel über das Bild.

Total in meiner Mitte

Einmal habe ich diese Gehmeditation auch an einem schönen Sonntagnachmittag bei einem Spaziergang durch den Lainzer Tiergarten in Wien gemacht. Am nächsten Tag sprach mich mein Chef an, er hätte mich am Vortag im Park gesehen. Aber er hätte es nicht gewagt, mich anzusprechen, denn ich sei so vertieft in mich selbst gewesen. Ich schaute von meiner Zeitung auf und war verblüfft. Ich hatte ihn am Tag zuvor im Park überhaupt nicht wahrgenommen. Gleichzeitig war ich positiv überrascht: Ich hatte es mit dieser simplen Meditation tatsächlich geschafft, alles andere um mich herum auszublenden. Die vielen Menschen, die an diesem Sonntagnachmittag unterwegs waren. Ich war komplett fokussiert auf meine Atmung. Auf mich. Auf das Wesentliche. Und damit war ich so sehr in meiner Mitte wie schon lange nicht mehr. Alles war klar, alle störenden Gedanken waren weit weg. Alle Ängste, alle Sorgen. Und das dürften auch die anderen Menschen um mich herum mitbekommen haben.

Kapitel 13

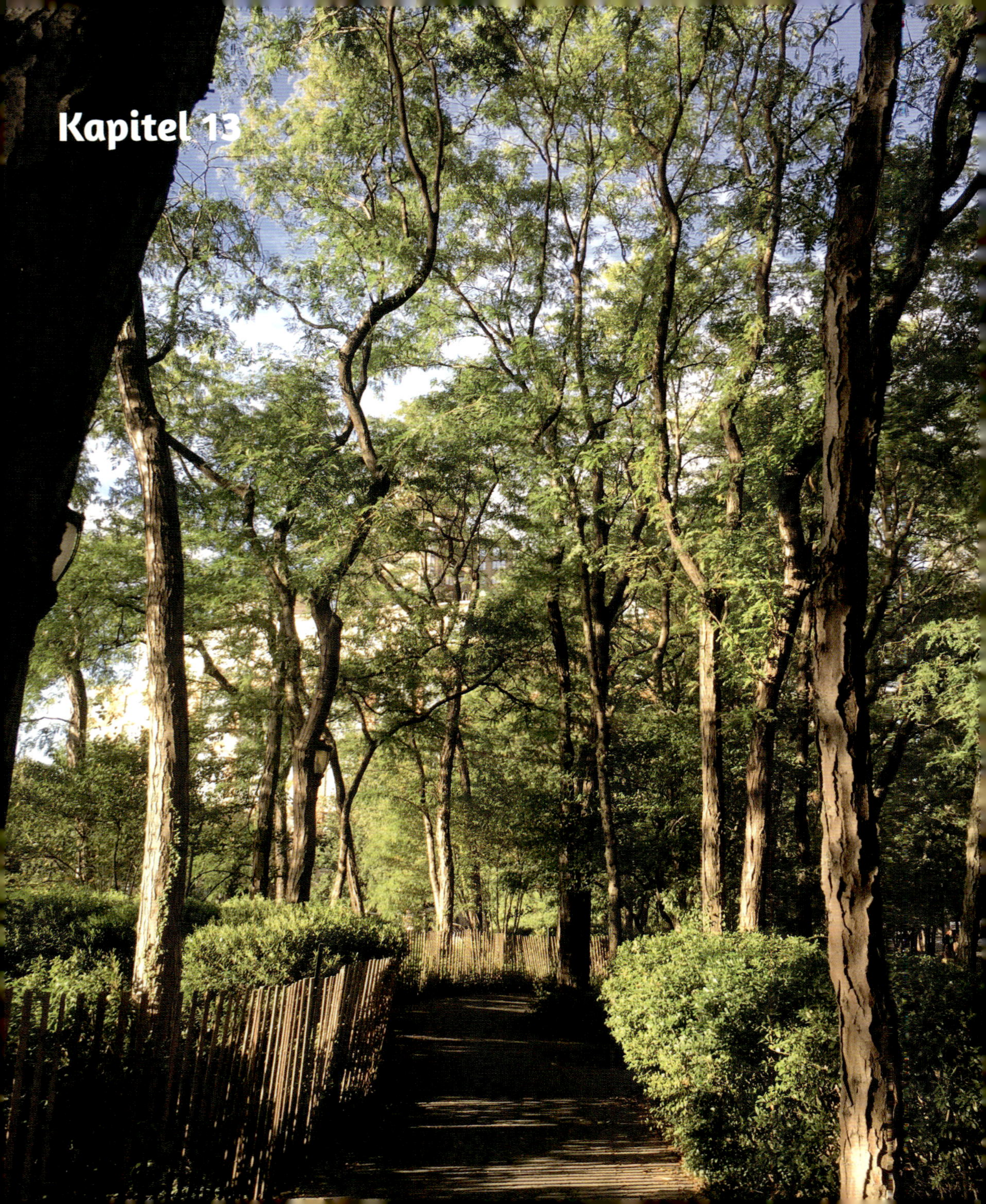

Wald und Wiese als Kraftorte und Energietankstellen

New York ist Gott sei Dank sehr grün. Dafür hat Ex-Bürgermeister Bloomberg gesorgt. Er wollte, dass jeder Einwohner einen Park hat, der schnell zu erreichen ist. Ich liebe es, mit unserem Golden Retriever Winnie am Hudson River spazieren zu gehen. Der Park ist ein Erlebnis: Gleich neben dem Fluss sind wunderschön arrangierte Blumenbeete, die sich mit scheinbar wild wuchernden, urwaldartigen Gräsern, Wiesenblumen und Sträuchern abwechseln. Bäume, deren Äste in die Wege hängen, versperren teilweise die Sicht. Dazwischen liegen Grünflächen, die zum Picknick einladen, Springbrunnen und Bänke. Wege, die geheimnisvoll wirken. Es ist alles auf „Entdecken und Erleben" ausgelegt. Und immer wieder klatschen die Wellen an den Steg oder die Hafenmauer. Vögel zwitschern, Grillen zirpen, je nach Tageszeit. Einmal dürfte sich eine Frau so wohl gefühlt haben, dass sie sich komplett angezogen in einen Fischteich entlang der Promenade gestürzt hat. Ich weiß ja nicht, wie es dir geht, aber je älter ich werde, desto wichtiger ist es für mich, in der Natur zu sein. Und wenn es „nur" ein Park mitten in der Stadt ist. Dort komme ich zur Ruhe. New York ist mittlerweile eine Stadt am Wasser, am Hafen geworden. Segelboote, Kreuzfahrtschiffe, Fährschiffe und Wassertaxis kreuzen sich auf dem Hudson River und vermitteln ein Gefühl von Urlaub. Das Wasser und die Natur sind für mich enorm wichtig. Ohne sie würde ich es hier wohl nicht aushalten.

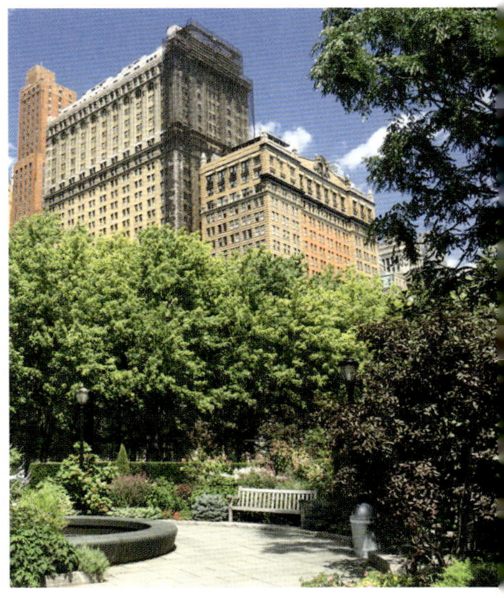

Stresskiller Wald – wie uns die Natur schnell gesund und glücklich macht

Was mir in dieser Megastadt aber richtig abgeht, ist ein großer, tiefer Wald. Mit weichen, federnden Wegen, wie zum Beispiel der Lainzer Tiergarten. Das war und ist mein Kraftort in Wien. Ein riesiges Naturschutzgebiet am Rande der Stadt mit unendlichen Wäldern. Darin thront verspielt die „Hermesvilla", Sisis „Schloss der Träume". Wenn ich mit meinen Nordic Walking-Stöcken die geschwungenen Wege zur Villa gehe, durchströmen mich Glücksgefühle. Ich bin dankbar, diese wunderbare Natur um mich zu haben. Je nach Tageszeit tauchen die Sonnenstrahlen Wald und Wiesen in mystisches Licht. Wenn es zuvor geregnet hat, ist das Grün der Blätter besonders satt. Es sind unzählige Grüntöne. Manchmal liegt der Duft von frisch gemähtem Gras in der Luft. Je nach Jahreszeit riecht es mal nach Bärlauch, mal nach Holler. Irgendwo schreit ein Kuckuck. Nah und doch fern. Kleine gelbe, weiße und blaue Blumenblüten sprießen unkontrolliert aus dem Boden neben dem Weg. Es gibt sogar eine Edelkastanie und Apfelbäume. Es ist ein eigener Kosmos, der sich so oder so ähnlich an vielen Orten in Österreich, Deutschland und der Schweiz findet. Der Wald wirkt wie Medizin auf unseren Körper und unsere Seele. Störende, negative Gedanken verschwinden schnell. Wir nehmen mit allen Sinnen wahr, was vor und neben uns auftaucht. Zum Beispiel, dass im kleinen Bach am Wegesrand heute mehr Wasser fließt als das letzte Mal. Manchmal mache ich eine Gehmeditation, um meinen Kopf endgültig freizubekommen (siehe Kapitel 12, „Schritt für Schritt"). Die Gedanken hören auf zu kreisen. Gleichzeitig sprießen neue, gute Ideen. Zum Abschluss mache ich noch einen Stopp bei Sisis Badeteich. An dessen Ufer fühlt man sich wunderbar geborgen und kann die Seele baumeln lassen. Tatsächlich reagiert unser Gehirn auf bestimmte landschaftliche Elemente sofort mit Entspannung. Dazu gehören stehende und ruhig fließende Gewässer, Blüten, Bäume mit großen, ausladenden Kronen und Büsche, Lichtungen und Wiesen, Orte, an denen die Vögel zwitschern und Schwammerl wachsen.

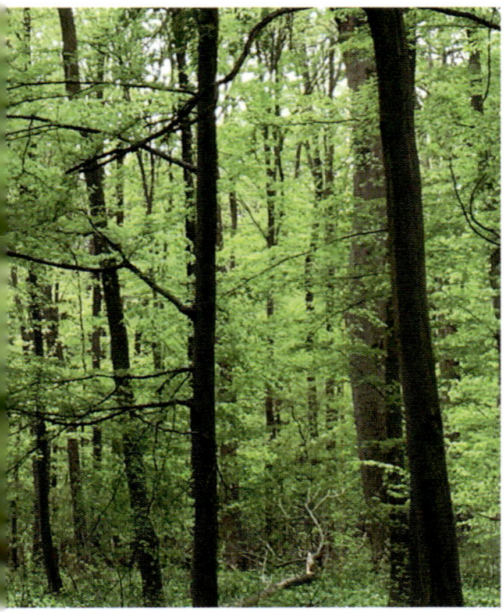

Bäume haben eine großartige Wirkung auf uns Menschen. Und sie waren schon immer ein Ort, der unseren Kopf freigemacht hat. Die moderne Wissenschaft hat sich dagegen viel Zeit gelassen, das Phänomen „Wald" zu untersuchen. Mittlerweile beschäftigen sich immer mehr Mediziner, Umweltforscher, Psychologen und Soziologen weltweit mit der Frage:

Was macht die Natur mit uns? Die Nase vorne haben dabei eindeutig die Japaner. Dort gehen die Menschen nicht einfach nur im Wald spazieren. Sie nehmen traditionell ein „Waldbad", sie machen die „Shinrin-Yoku-Therapie". Der japanische Umweltimmunologe Dr. Qing Li hat das in seiner Studie an der Nippon Medical School in Tokio untersucht.[11] Waldbaden kann demnach den Blutdruck senken, aber auch Angst/Unruhe, Depression und Ärger verringern. Zudem bekommen wir mehr Energie, können uns besser konzentrieren und sehen die Dinge klarer. „Waldbaden ist wie ein gratis Blutdruck-Medikament und ein Antidepressivum", erklärt Dr. Qing Li im Interview mit der Filmemacherin Kirsten Dirksen.[12] Und Dr. Qing Li gibt gerne konkrete Anleitungen zum Waldbaden, zum Beispiel, dass man auf das Rauschen des Baches, das Singen der Vögel achten sollte, die grüne Farbe, den Duft des Waldes, und man sollte auch die Bäume berühren.[13]

Die Waldluft stärkt gleichzeitig die Lungen. Wir schlafen nachts besser. Unser Nervensystem wird harmonisiert. Der Körper schüttet nachweislich weniger Stresshormone aus. Denn die Waldluft ist wie ein medizinischer Cocktail. Sie enthält viel Sauerstoff und ätherische Duftstoffe, die Staubkonzentration ist gering. Der Wald stärkt unser Immunsystem und aktiviert den Parasympathikus, unsere natürliche Stressbremse. Der Stoffwechsel wird angekurbelt, wir erholen uns und unser Körper baut wieder Reserven auf. Die Stresshormone sinken. „Waldbaden" hilft, wenn man sich gestresst fühlt. Es kann aber auch eine Therapie für Menschen sein, die depressiv sind oder ein Burn-out haben. Etwas, das Ärzte kostenlos verschreiben können.

Hol' dir den Fitnesskick

Im Lainzer Tiergarten gibt es in der Nähe der Hermesvilla drei kanadische Mammutbäume. Sie sind riesig. Mit ihren etwa 300 Jahren sind sie aber noch immer „Babys" unter den Mammutbäumen. Unter den besten Bedingungen können sie mehr als 1 000 Jahre alt werden. Auch wenn du jetzt vielleicht lachen wirst. Aber diese Bäume sind meine Freunde. Nein, die Ahrens fängt jetzt nicht an, zu spinnen. Wenn ich meine Arme um einen der mächtigen Baumstämme schlinge, mit beiden Füßen fest am Boden stehe, dann wird mein Atem automatisch ruhig. Es ist, als ob mein ganzes System herunterfahren würde. Und der Baum den ganzen Stress, die innere Unruhe aufsaugen und gleichzeitig Kraft geben würde. Bäume haben tatsächlich eine beruhigende Wirkung auf uns. Sie stehen seit jeher für Leben und Schutz, spenden natürlichen Schatten, man kann hinaufklettern und sich verstecken. Das hat uns Menschen über viele Jahrtausende geprägt. Daher reagiert das limbische System im Gehirn mit Entspannung auf Bäume. Entwicklungsgeschichtlich gehört es zu den älteren Teilen im Gehirn. Es ist etwa für Emotionen wie Liebe, Angst, Hass oder Angst und für Flucht und Bewertungen verantwortlich.

Ähnlich wie beim Spazierengehen am Meer ist auch die Luft im Wald besonders gut für uns. Sie macht uns wieder belastbar und fit. Wir müssen dabei weder am Meer, noch im Wald Sport treiben, sondern uns einfach etwas bewegen.
Manche empfehlen, mindestens zwei Stunden im Wald spazieren zu gehen. Andere sprechen bereits bei zehn Minuten von einer gesundheitsfördernden Wirkung. Tatsächlich macht jeder Spaziergang einen Unterschied! Wir müssen uns nur aufraffen.

Muss ich wirklich rausgehen oder reichen auch Waldbilder?

Sonne und Licht sind ein natürliches Dopingmittel für unser Gehirn. Unser Körper produziert verstärkt die Glückshormone Serotonin und Dopamin. Wir werden ruhiger und gelassener. Wir machen uns weniger Sorgen. All das, was uns kurz vorher noch gequält und für innere Unruhe gesorgt hat, verschwindet. Auch Schmerzen lassen im Wald nach. Denn durch diesen natürlichen Cocktail wird im zentralen Nervensystem die Übertragung von Schmerzimpulsen gehemmt. Als meine Mutter unlängst an der Schulter operiert worden ist, habe ich ihr geraten, möglichst viel rauszugehen. Grün zu sehen, Grün zu erleben. Sich in den Garten zu setzen. Ich sagte ihr, das könne schmerzlindernd wirken. Denn gerade bei einer Schulteroperation ist der Heilungsprozess besonders langwierig. Meine Mutter hat pragmatisch darauf geantwortet: „Wir fahren am Abend eh zum Heurigen, da kommen wir auch durch ein Waldstück durch." Ich musste schmunzeln. Natürlich kann allein der Anblick eines Waldes, eines

Baumes oder einer grünen Wiese die Heilung und das Schmerzempfinden kranker Menschen positiv beeinflussen. Das hat der Wissenschaftler und Landschaftsarchitekt Prof. Roger Ulrich bereits in den 1980er-Jahren bewiesen.[14] Er hat erforscht, wie Natur und Gärten rund um ein Krankenhaus chronische Schmerzen und Stress bei den Patienten lindern. Der Mediziner verglich die Genesung verschiedener Patienten nach einer Gallenblasenoperation. Eine Patientengruppe blickte nach der Operation auf eine Hauswand, die andere auf einen Baum. Die Untersuchung ergab, dass die Patienten mit dem Ausblick auf den Baum weniger Schmerzmittel brauchten als die andere Gruppe. Es gab auch weniger Komplikationen nach der Operation und sie konnten früher nach Hause gehen. Aber der direkte Kontakt mit der Natur ist natürlich wesentlich stärker. Denn auch die Geräusche und Düfte haben eine heilsame Wirkung.

„Geh in der Mittagspause spazieren. Das durchblutet den Körper und das Gehirn wird mit Sauerstoff versorgt."

Faszination Natur

Neben den Pflanzenfarben und den Duftstoffen zieht uns auch die Natur selbst in ihren Bann. Wir sind fasziniert. Die Gedanken in unserem Kopf hören auf zu kreisen. Wir konzentrieren uns auf das, was wir gerade sehen und hören. Wir sind aufmerksamer und konzentrierter. Wir sind ganz in das vertieft, was wir erleben und erforschen. Noch besser als mitten im Wald, können wir am Waldrand entspannen. Das ist, wie wenn man in Salzburg ins Café Tomaselli geht, das älteste Kaffeehaus Österreichs, und bei schönem Wetter oben auf der Terrasse sitzt und die Leute beobachten kann. Wir wollen die Leute sehen, aber nicht gesehen werden.

Dieses Wissen nehmen sich auch die Landschaftsgestalter zu Hilfe, wenn sie einen Park gestalten. Ein gutes Beispiel dafür ist der berühmte Central Park in New York. Es gibt kaum gerade Wege, dafür aber Steinplateaus, auf die man hinaufklettern kann und eine tolle Aussicht auf den Park und die Skyline der Stadt hat. Auch in dieser Landschaft kann sich unser Gehirn besser entspannen. Wald, Wiesen, Bäche, Seen, Blüten und Bäume, Vogelgezwitscher und Stille – all diese Elemente haben eine heilsame Wirkung auf unseren Körper und auf unsere Seele. In der Natur spazieren zu gehen, macht also glücklich. Man kann sich entspannen und bekommt in kürzester Zeit neue Energie. Letztendlich sind wir alle ein Teil der Natur.

Kapitel 14

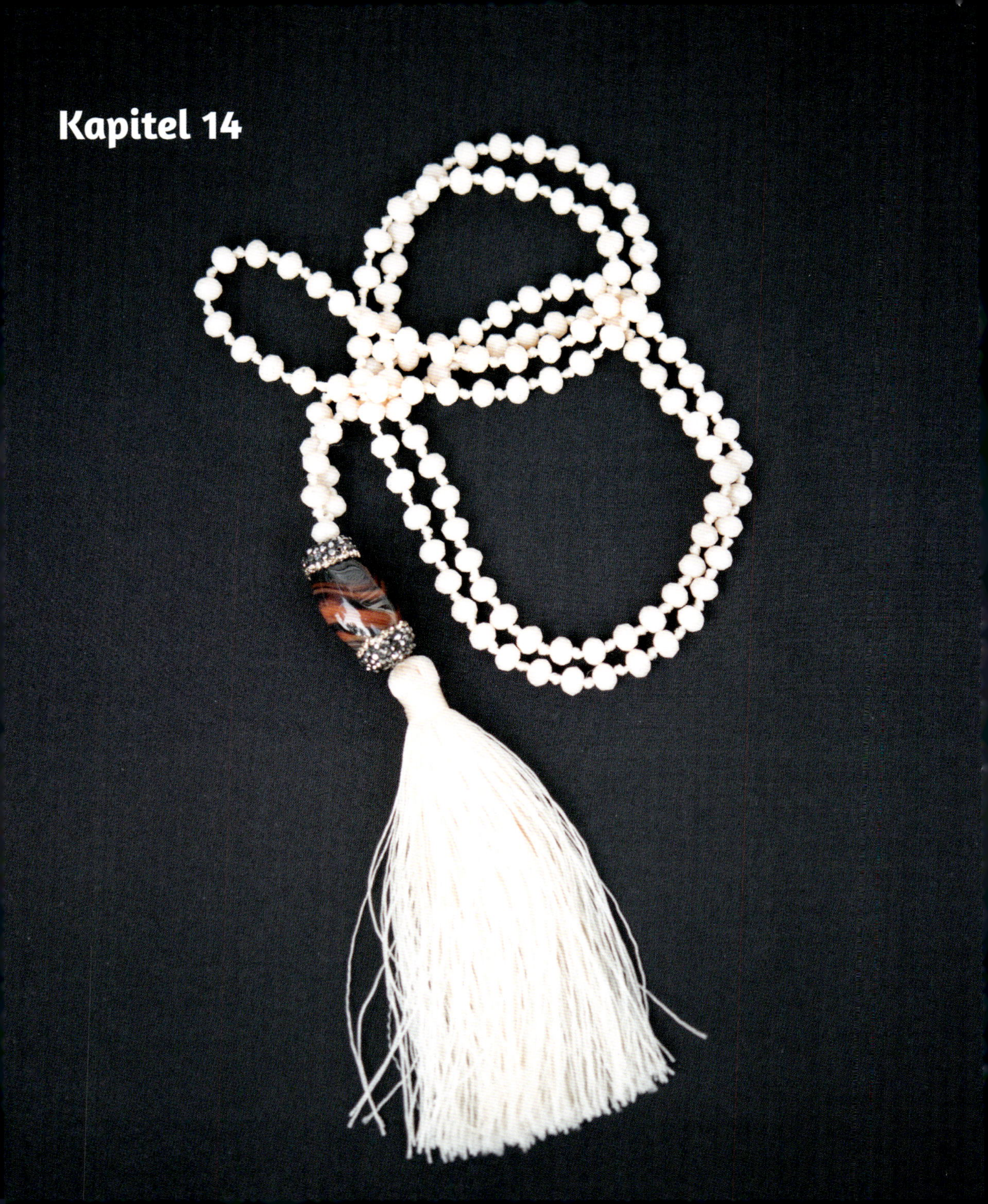

Meditation

Schon ein bewusster Atemzug ist eine kurze Meditation. Wie gut und schnell das funktionieren kann, haben wir im Kapitel über den Atem gesehen. Indem wir uns auf unseren Atem konzentrieren, verlangsamen wir den Denkprozess. Der Verstand hüpft nicht mehr in der Gegend herum wie ein wild gewordener Affe. Und das tut so gut!

Meditieren macht gelassener, zufriedener, gesünder, selbstbewusster, entspannter, konzentrierter, klarer, wacher, glücklicher, kontaktfreudiger und liebevoller. Die Liste der Vorteile ist lang. Wenn wir regelmäßig meditieren, werden wir seltener krank, wir stärken unser Immunsystem und die Blutwerte verbessern sich. Das kann ich aus eigener Erfahrung bestätigen. Es hilft bei Schlafstörungen und verringert Stresshormone. Wir sind leistungsfähiger und haben mehr Energie.
Wenn wir regelmäßig meditieren, lassen wir uns nicht mehr so schnell ärgern oder stressen. Wenn du deine Wut, deinen Ärger rechtzeitig bemerkst, kannst du durch Meditation einen Streit vermeiden, den du nachher eventuell bereust. Mit ihrer Hilfe sind wir auch nicht mehr der Spielball unserer Gefühle. Gemäß dem österreichischen Neurologen und Psychiater Viktor Frankl vergrößern wir den Raum zwischen Reiz und Reaktion, indem wir frei entscheiden können. In der Hirnforschung wird Meditieren daher auch als optimales Mentaltraining betrachtet. Genauer gesagt ist Meditieren für unser Gehirn ein absolutes Hochleistungsprogramm. Wir konzentrieren uns auf das, was gerade stattfindet. Das Tolle dabei ist, dass wir sonst in diesem Moment nichts leisten müssen. Wir beobachten nur. Wenn sich Gedanken aufdrängen, bewerten wir sie nicht. Wir nehmen sie wahr, geben ihnen ein Etikett (zum Beispiel „Job" oder „Einkaufen") und lassen sie vorbeiziehen. Denke dir: „Darum kümmere ich mich später." Unser Geist kann sich in der Zwischenzeit regenerieren.
Wir verändern beim Meditieren sogar unsere Gehirnfrequenz. Wir „katapultieren" uns auf die Alpha-Ebene, unsere Kreativität wird angeregt. Wir kommen in einen Zustand, in dem wir so entspannt sind, wie wir es sonst nur beim Schlafen erreichen.

Meditationen für neue Energie

Mit den folgenden Übungen kannst du Ärger und Anspannung loswerden. Du kannst dich in kurzer Zeit beruhigen, stärker werden und neue Energie sammeln.

ÜBUNG

Mehr Energie – in 3 Minuten

Bist du erschöpft? Mit dieser Übung aus dem Kundalini-Yoga kannst du wieder in deine Mitte kommen und neue Energie schöpfen.

BEDEUTUNG
Ra – Sonne
Ma – Mond
Da – Erde
Sa – Unendlichkeit
Say – Du
So Hung – persönliche Identität

HIER IST DER TRICK: Suche dir ein ruhiges Plätzchen. Setze dich bequem hin (einfache Haltung). Ist dein Rücken gerade? Umarme dich selbst. Wenn es geht, lass den Kopf sanft nach hinten gleiten. Wenn du Probleme mit der Halswirbelsäule hast, lass den Kopf gerade. Mache nur, was für dich heute gut ist. Schließe die Augen. Atme ganz normal durch die Nase ein und atme durch den Mund aus. Wiederhole in Gedanken das Mantra „Ra Ma Da Sa Sa Say So Hung". Atme zum Abschluss ein und halte den Atem kurz. Spanne alle Muskeln an. Atme aus und entspanne.

TIPP: Im Internet kannst du dir verschiedene Versionen des Mantras anhören.
ALTERNATIVE: Das Mantra wirkt auch, wenn du es im Liegen hörst.
Und es wirkt noch besser, wenn du mitsingst.

WIRKUNG: Die Klänge dieses Mantras können unser Gehirn in Balance bringen. Sie stärken und reinigen die Aura. Wir kommen zur Ruhe, fühlen uns sicherer, die Selbstheilungskräfte werden aktiviert. Die Klänge beeinflussen unser Nervensystem. Wir lassen negative Gedanken leichter los.

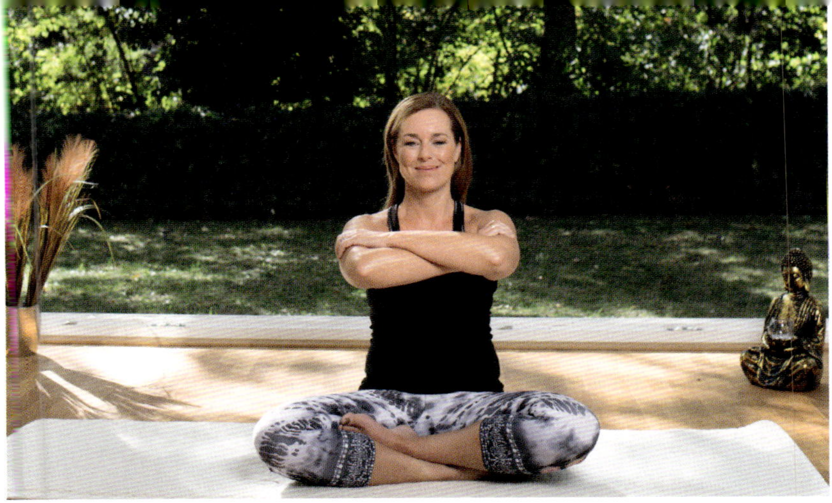

Butterfly-Hug

ÜBUNG

Diese Übung vertreibt innere Unruhe und ist jederzeit anwendbar.

HIER IST DER TRICK: Stufe auf einer Skala von eins bis zehn ein, wie sehr du dich gerade gestresst fühlst. Eins steht für vollkommen entspannt, zehn für sehr gestresst.
Verschränke die Arme vor der Brust, halte jeweils den Bizeps des gegenüberliegenden Arms. Dann drücke die Stelle im Oberarm abwechselnd links und rechts mit den Händen. Während du das machst, sage laut oder leise zu dir selbst: „Auch wenn ich mich gerade gestresst fühle, liebe und akzeptiere ich mich, so wie ich bin."
Wiederhole das drei Mal. Dann halte die Hände still auf den Oberarmen. Nimm drei lange und tiefe Atemzüge. Atme durch die Nase ein und durch den Mund ganz fest aus. Lass alles los, was dich nervt oder belastet.
Zum Abschluss bewerte noch einmal dein Stresslevel auf einer Skala von eins bis zehn. Ärgere dich nicht, wenn du den Stress beim ersten Mal nicht sofort loswirst. Bleibe geduldig und atme. Du kannst die Übung so lange wiederholen, bis du dich immer besser fühlst und du auf deiner Stressskala immer weiter runterkommst. Eins bis zwei wäre optimal.

WIRKUNG: Der „Butterfly"-Hug kann schnell helfen, wenn du dich fürchtest, frustriert, wütend oder ängstlich bist. Er vertreibt innere Unruhe. Die Übung wird auch in der Traumatherapie angewendet.

Diese Übung stammt von Psychiater Dr. Daniel Benor[15] und ist eine Mischung aus verschiedenen Übungen, die in EMDR (Eye Movement Desensitization und Reprocessing) und EFT (Emotional Freedom Techniques) angewendet werden.

ÜBUNG

Das geht auch vorbei

Eine alte Sufi-Geschichte erzählt von einem König, der weise handeln wollte. Weil er selbst nicht weiterwusste, versammelte er alle weisen Männer des Landes. Er wollte eine Art Kompass von ihnen. Bestimmte Wörter, die er anwenden konnte, wenn er Rat brauchte. Einer der weisen Männer riet ihm diesen Satz: „Das geht auch vorbei." Der König wandte ihn an, als er seinen nächsten Triumph erlebte. Er wollte damit sein Ego im Zaum halten und den anderen gegenüber nicht überheblich sein. Und er wandte den Satz an, als er eine Niederlage erlitt und regierte fortan mit diesem Ratschlag sein Land. Die Geschichte erzählt von Akzeptanz, innerem Gleichgewicht und über das Loslassen, das uns manchmal so schwerfällt.

HIER IST DER TRICK: Du kannst ein Mantra wie „Das geht auch vorbei." oder einfach nur ein passendes Wort für dich wählen. Wende den Satz an, wenn nötig.
Die Übung ist jederzeit und überall anwendbar. Du kannst den Satz wiederholen, so lange du willst.

WIRKUNG: Wie wir wissen, gibt es im Leben immer wieder Höhen und Tiefen. Und das macht auch die Würze des Lebens aus. Nichts dauert jedoch ewig. Auch wenn es mal stressig ist, es wird wieder besser. Das Mantra „Das geht auch vorbei!" hilft dir, gelassen zu bleiben.

ÜBUNG

Loving Kindness – Liebevolle Güte

Nur wenn du dich selbst liebst, können dich auch andere lieben.
Diese Meditation nach Buddhas Lehre nutzt Wörter, Bilder und Gefühle, um liebevolle Fürsorge und Freundlichkeit in uns zu wecken. Uns selbst und anderen gegenüber.

HIER IST DER TRICK: Suche dir ein ruhiges Plätzchen. Setze dich in die einfache Haltung. Denke an etwas, das du an dir schätzt, auf das du stolz bist. Schwelge eine Minute lang so richtig schön in diesem Gefühl. Dann lege für dich ein paar positive Ziele fest, wie beispielsweise:

Möge ich glücklich sein.
Möge ich gesund sein (in Körper und Geist).
Möge ich in Sicherheit sein.
Möge ich frei von Ärger, Zorn und Ängsten sein.

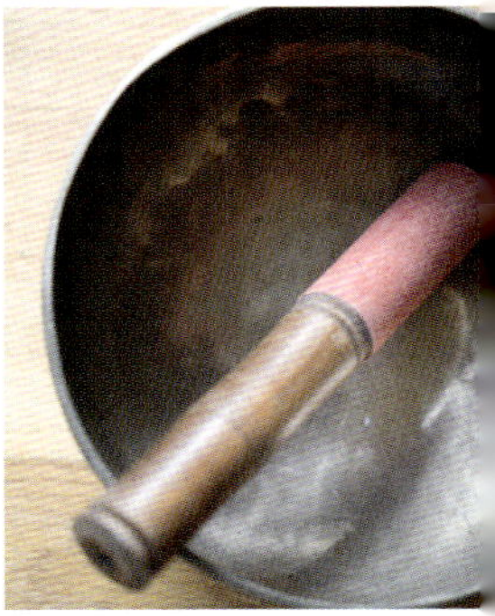

Jedes Mal, wenn wir solche Sätze sagen, konkretisieren wir unser Ziel. Wir pflanzen Samen liebevoller Wünsche in unser Herz. Und wenn unser Herz offen und liebevoll ist, fließt auch alles andere um uns herum leichter. Wenn wir uns selbst lieben, können wir auch andere lieben. Und umgekehrt. Wenn wir uns nicht lieben, warum sollen es dann andere tun? Es ist wie ein Investment. In dich selbst und in andere. Das Leben ist ein ständiger Fluss, ein Geben und Nehmen.
Setze dich bequem hin. Atme lang und tief. Wiederhole dein Mantra mehrere Male.
Dauer: 3 Minuten. Du kannst die Meditation aber gerne auch länger machen, zum Beispiel 15 oder 20 Minuten.

ÜBUNG

Geistige Müllabfuhr – Kopf frei in 11 Minuten

Deine geistige Festplatte ist voll? Du willst den Kopf wieder freibekommen? Hier kommt die „geistige Müllabfuhr". Mache diese Meditation und du glaubst, du bist gerade auf Urlaub. Oder mache sie, wenn du schlechte Angewohnheiten oder den Gedanken an den Ex-Partner loswerden willst. Sie ist auch großartig vor dem Schlafengehen.

HIER IST DER TRICK: Suche dir ein ruhiges Plätzchen oder jemanden, der mitmacht. Setze dich in die einfache Haltung (Schneidersitz) oder auf einen Stuhl. Die Arme sind ausgestreckt auf den Knien. Bringe zunächst die Daumen und Zeigefinger auf jeder Seite gleichzeitig zusammen. Dann Daumen und Mittelfinger, Daumen und Ringfinger und Daumen und kleiner Finger. Jetzt sprechen wir noch ein Mantra dazu: Sa Ta Na Ma.

Das bedeutet übersetzt: Geburt, Leben, Zerstörung und Wiedergeburt – der Kreislauf des Lebens. Bei Sa berühren sich Daumen und Zeigefinger, bei Ta Daumen und Mittelfinger und so weiter. Ich mache gern eine Elf-Minuten-Variante: Nimm eine Uhr. Sprich das Mantra zwei Minuten laut und lass deine ganzen Emotionen, deinen Frust raus, während du die Bewegungen mit den Fingern machst. Dann flüstere das Mantra zwei Minuten und dann denke dir das Mantra drei Minuten, während du die Bewegungen weitermachst. Anschließend wieder zwei Minuten leise und zwei Minuten laut.

Daumen und Zeigefinger – Sa

Daumen und Mittelfinger – Ta

Daumen und Ringfinger – Na

Daumen und kleiner Finger – Ma

Abschließend: Atme ein und lege die Hände in den Schoß. Atme eine Minute lang und tief. Lass das Mantra nachklingen. Höre in dich hinein. Wenn du willst, relaxe im Sitzen oder im Liegen.

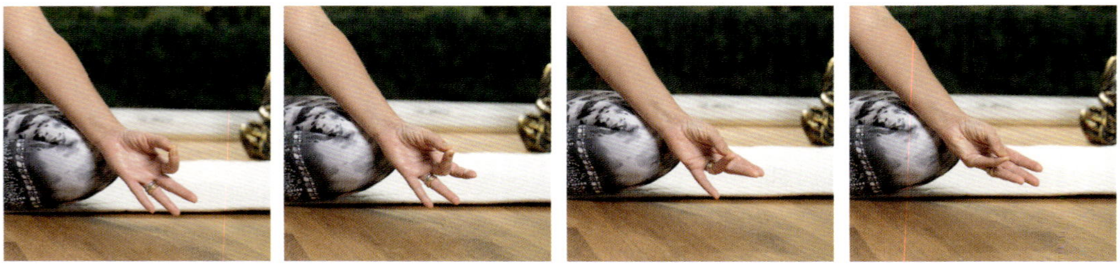

WIRKUNG: Du kannst dich besser konzentrieren. Es ist die wichtigste Meditation im Kundalini-Yoga. Und sie hat eine reinigende Wirkung. Wenn Gedanken, Emotionen oder Bilder hochkommen, lass sie vorbeiziehen. Schreie sie raus. Aber bewerte sie nicht.

ÜBUNG

Mehr Selbstwertgefühl in 3 Minuten

Gerade in Zeiten großer Veränderungen ist es wichtig, dass wir etwas für unser Selbstwertgefühl machen. Dass wir uns vor Augen halten, dass alles möglich ist. Die Limits sind nur in unserem Kopf. Wir sollten uns grundsätzlich selbst den Rücken stärken. Denn meistens werden wir von Angst getrieben und nicht von Liebe. Wir trauen uns zu wenig zu. Wir machen uns manchmal kleiner, als wir sind. Dabei können wir so viel! Alles ist möglich. Wir sind wertvoll, trotz unserer kleinen Fehler und Schwächen. Wir sind liebenswert. Hab dich selbst lieb und sei glücklich.

HIER IST DER TRICK: Suche dir einen ruhigen Platz dafür. Setze dich so hin, wie es für dich angenehm ist, zum Beispiel in die einfache Haltung. Schau, dass dein Rücken gerade ist. Wenn du auf einem Stuhl sitzt, rutsche zur vorderen Kante und stelle beide Füße flach auf den Boden. Atme durch die Nase ein und durch den Mund mit einem „Ha"-Laut aus. Lass dabei alles los, was du nicht mehr brauchst.

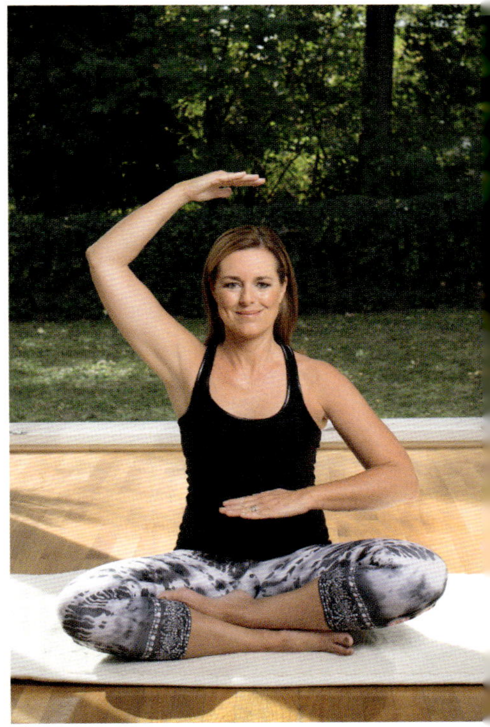

- Halte die linke Hand vor deine Brust, dein Herzzentrum. Die Finger schauen nach unten. Der Daumen berührt deine Brust.
- Halte deine rechte Hand ein paar Zentimeter über deinen Kopf, wie eine Schale.
- Atme durch die Nase ein und aus. Wiederhole in Gedanken dein persönliches Mantra oder sage es laut. Zum Beispiel: „Ich liebe und akzeptiere mich, so wie ich bin", „Ich bin stark", „Ich bin gut", „Ich bin liebenswert", „Ich bin gesund", „Ich habe unbegrenzte Möglichkeiten."

Halte die Position drei Minuten. Wenn es schwierig wird, den Arm hochzuhalten, dann atme noch tiefer aus dem Bauch. Das kannst du auch auf den Alltag anwenden: Immer, wenn es schwierig wird, komm zurück zu deinem Atem! Der Atem ist dein Anker!
Abschließend: Löse dich aus der Position. Atme aus und spüre nach, wie gut dir die Übung getan hat. Für unser Selbstwertgefühl sind wir selbst zuständig. Niemand kann uns das Gefühl geben, dass wir minderwertig sind, wenn wir es nicht zulassen. Wir haben, wie so oft im Leben, die Wahl. Im Kundalini-Yoga gibt es einige Meditationen zum Thema „sich selbst segnen". Das ist meine Variante.

WIRKUNG: Du hast damit nicht nur eine Übung gemacht, sondern meditiert. Dein Geist kommt zur Ruhe.

ÜBUNG **Zug fährt ab – Gib belastende Gedanken ab**

Stelle dir vor, du stehst am Bahnsteig. Neben dir wartet bereits ein Zug auf dem Gleis. Und vor dir steht ein leerer Seesack. Gib jetzt alles in den Seesack hinein, was dich belastet. Jeden Gedanken, jedes negative Erlebnis, jede Stresssituation. Alles, was du loswerden willst. Und dann schau mal, wie schwer dieser Sack ist. Kannst du ihn noch hochheben? Oder brauchst du dafür einen Gabelstapler? Der Lokführer fragt, ob du bereit bist, den Sack zu verladen. Wenn du bereit bist, gib dem Lokführer den Sack und lasse ihn verladen. Bedanke dich bei ihm fürs Mitnehmen und Entsorgen. Und dann schau zu, wie der Zug den Bahnhof verlässt und lächle. Schau, wie alle deine Probleme, negativen Gedanken, deine schlechte Laune und der Stress verschwinden. Winke dem Zug nach, bis er immer kleiner wird. Atme tief ein und ganz fest durch den Mund wieder aus. Diese Übung hat mir meine Energetikerin einmal gegeben. Und ich finde es sehr hilfreich, wenn man etwas abgeben kann.

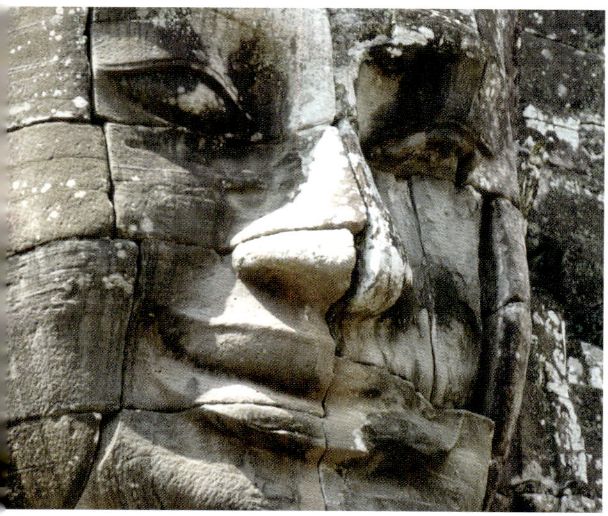

Tipps fürs Meditieren

Verdrängte Gedanken

Manchmal kommen während der Meditation Gedanken hoch, die wir längst erfolgreich verdrängt haben. So glauben wir zumindest. Aber tief in unserem Inneren schlummern sie noch immer und können viel Unheil anrichten. Sie wirken im Unterbewusstsein und blockieren unsere Lebensenergie. Daher ist es auch wichtig, dass wir uns mit einer Meditation immer wieder selbst reinigen. So, wie wir auch unsere Wohnung, unser Haus regelmäßig reinigen und entrümpeln.

Wir müssen wieder Ruhe und Ordnung in unser System bringen. Nur so können wir entspannen.

Wie oft?

Am besten ist es, täglich zu meditieren, so wie Zähneputzen. Es muss keine lange Meditation sein. Wenn du nur drei Minuten am Tag etwas für dich machst, dann profitierst du schon. Und ganz ehrlich: Drei Minuten sind möglich. Besser wären natürlich 15 Minuten. Aber Hauptsache, du machst überhaupt etwas. Wichtig ist Regelmäßigkeit. Probiere die Meditationen in Ruhe aus. Nicht erst, wenn du unter Strom stehst und schon zum nächsten Termin eilst.

Körperhaltung

Du kannst im Sitzen, Liegen oder Stehen meditieren. Ich meditiere im Sitzen. Um meinen unteren Rücken zu stützen, setze ich mich auf ein Meditationskissen. Auch hier gibt es verschiedene Produkte, wie bei den Yogamatten. Am besten ist, du probierst aus, womit du dich wohl fühlst. Wichtig ist, dass der Rücken während der Meditation gerade ist. So können der Atem und die Energie in der Wirbelsäule fließen.

Wenn du im Liegen meditierst und dabei einschläfst, musst du kein schlechtes Gewissen haben. Das ist auch okay. Es ist ein Zeichen, dass dein Körper die Erholung in diesem Moment braucht. Gib sie ihm.

Schreibzeug

Manchmal kommen mir beim Meditieren noch etliche Sachen in den Sinn, zum Beispiel wen ich noch anrufen muss. Daher lege ich gerne einen Zettel und Stift neben mich. Auf diese Weise kann ich meine Gedanken „ablegen" und mich später darum kümmern.

Musik

Im Kundalini-Yoga meditiere ich meist mit Musik. Es gibt mittlerweile ganz viele Bands und Sänger, die Mantren vertonen. Im Internet unter spiritvoyage.de oder satnamversand.de kannst du einzelne Songs herunterladen oder CDs mit geeigneter Musik bestellen. Und du findest sehr viel gute Yogamusik gratis. Sonst kann ein einfaches Klangmuster ohne besonderen Rhythmus schon helfen, den Gedankenstrom zu unterbrechen.

Kapitel 15

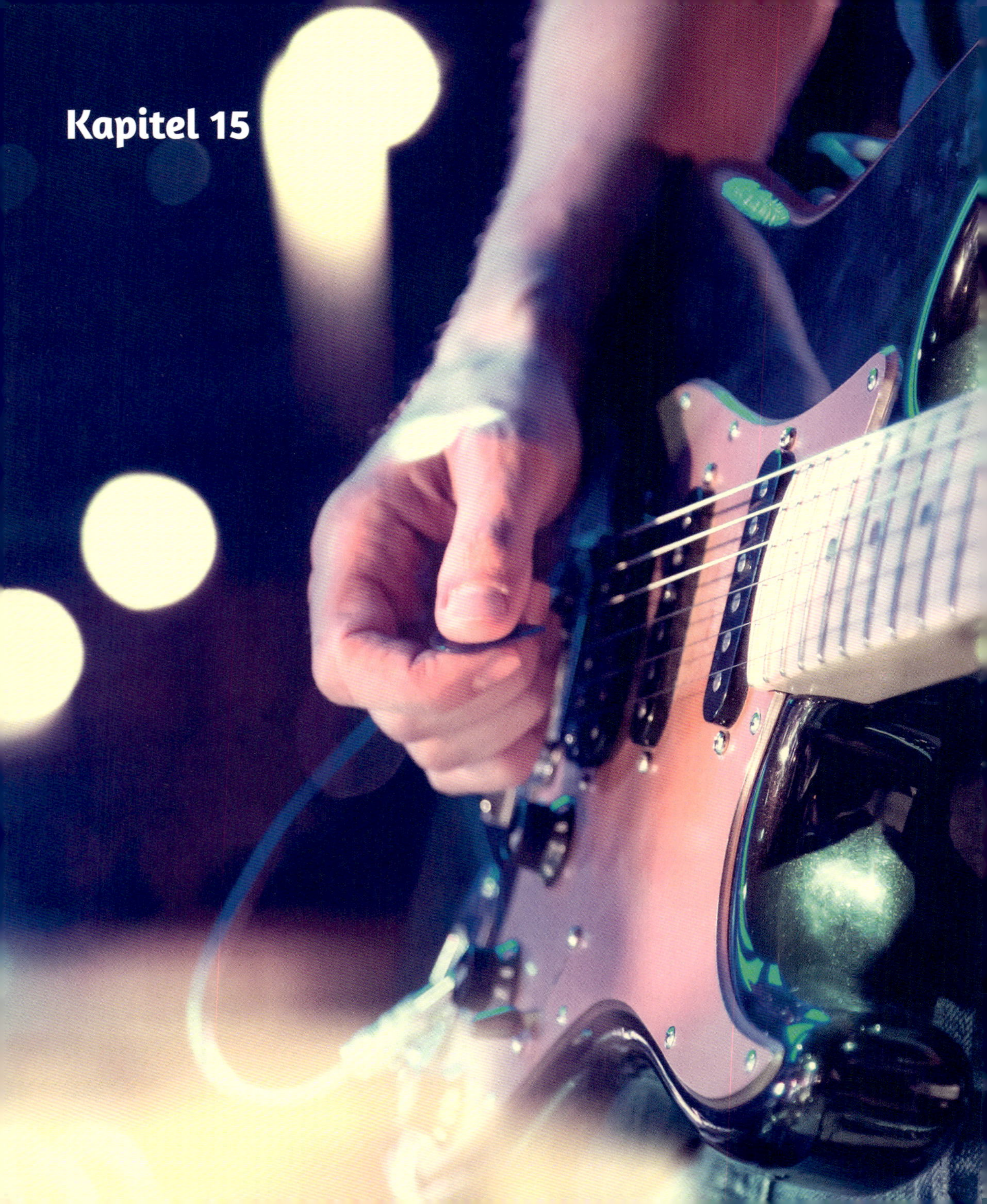

Stress abbauen mit Musik

Die britischen Psychologen Adrian North und Liam Mackenzie haben Musik bei Kühen getestet.[16] Laut University of Leicester sind dabei Kühe jeden Tag zwölf Stunden lang beschallt worden. Der Versuch ergab Folgendes: Wenn klassische Musik wie etwa Ludwig van Beethovens „Pastorale" oder „It's a perfect day" von Lou Reed gelaufen sind, dann war das Ergebnis besonders gut. Die Kühe haben drei Prozent oder 0,7 Liter mehr Milch gegeben als sonst. Jetzt kann man darüber spekulieren, ob Lou Reed eine romantische Situation mit einer Frau im Sinn hatte oder Drogen, als er das Lied „It's a perfect day" geschrieben hat. Fakt ist: Es funktioniert. Die Kühe hatten bei diesem Lied offenbar weniger Stress und haben mehr Milch gegeben. Bei dem Beatles-Klassiker „Back in the USSR" haben die Kühe dagegen weniger Milch gegeben. Schlechter war das Ergebnis auch bei „Size of a cow" von Wunderstuff.

Entscheidend war die Geschwindigkeit der Lieder. An Tagen, an denen langsamere Songs gespielt wurden, haben die Kühe mehr Milch gegeben. Bei schnelleren Songs war das Gegenteil der Fall. Laut Dr. North scheint langsame Musik bei den Tieren den Stress gemindert und sie entspannt zu haben.

Musik kann auch bei uns Menschen dazu beitragen, dass wir uns entspannen, leistungsfähiger sind und die Nerven behalten. Sie hilft uns beim Runterkommen. Auch nach Arbeitsmediziner Dr. Karl Böhm kann Musik gesundheitsfördernd wirken und den Stresspegel reduzieren.
Musik ist somit der dritte Baustein meiner Methode, die dir beim Abbau von Stress helfen und zu mehr Gelassenheit führen soll.

Warum geht uns die Musik so gut ins Ohr?

Bei einem Baby entwickelt sich der Hörsinn schon sehr früh, noch im Bauch der Mutter. Und er ist direkt mit dem Gefühlszentrum, dem limbischen System, im Gehirn verbunden. Das heißt, Musik geht direkt ins Gehirn. Musik kann uns daher schnell wieder in unseren Rhythmus bringen.

Musik kann aber noch viel mehr: Sie kann uns emotionale Sicherheit vermitteln, Kraft geben, harmonisieren und beruhigen oder anregen. Und beim Musikhören werden körpereigene Glückshormone ausgeschüttet.

Bestimmte Musik kann laut neuesten Ergebnissen aus der Psychoneuroimmunologie also eine positive Wirkung auf unsere Körperrhythmen haben. Sie kann auch Schmerzen reduzieren. Als besonders heilsam gilt Musik, wenn sie weniger als 68 Schläge pro Minute hat. Rate mal, in welchem Tempo die meisten Wiegenlieder gespielt werden? Richtig, mit weniger als 68 Schlägen. Und das weltweit.

Auch im Yoga gibt es Musik, die als besonders heilsam gilt. Mein persönliches Heilmantra im Kundalini-Yoga lautet „Ra Ma Da Sa" nach Yogi Bhajan, das habe ich schon im Kapitel „Meditation" vorgestellt.

Ein Versuch in einem Krankenhaus hat gezeigt, dass Patienten mit diesem Mantra schneller gesund geworden sind. Im ersten Zimmer wurde den Patienten das Mantra nur vorgespielt. Im zweiten Zimmer haben die Patienten mitgesungen. Und im dritten Zimmer wurde gar nichts gespielt. Rate mal, wer schneller genesen ist? Richtig, diejenigen, die das Mantra mitgesungen haben. Aber auch die Patienten haben profitiert, die sich von dem Mantra und der Musik nur berieseln ließen. Die Frage ist, ob das Mantra oder die spezielle Musik eine Rolle bei der Heilung spielen. Laut Univ. Prof. Dr. Dr. Thomas Stegemann, Institutsleiter der Musiktherapie an der Universität für Musik und darstellende Kunst in Wien, kann es auch mit anderen Musikstücken funktionieren. Was gut wirkt, sei abhängig von der Kultur und der Altersgruppe. Laut Prof. Stegemann kann Musik uns auch auf einen anstrengenden Tag vorbereiten.

Minus 10

Das heißt, wenn ich weiß, dass ich heute einen anstrengenden Tag habe, kann ich in der Früh oder auf dem Weg zur Arbeit schon bestimmte Songs oder Stücke hören. Damit starte ich auf meiner Befindlichkeitsskala bei einem Stresslevel von minus zehn und nicht bei null, wie normalerweise. Wenn es einen Stau gibt, wenn mich im Straßenverkehr jemand schneidet oder mir den Parkplatz wegnimmt, dann bin ich auf meiner Skala erst bei null und nicht wie sonst bei einem Level von zehn.

Bestimmte Musikstücke können uns auf einen stressigen Tag vorbereiten. Andere wiederum helfen uns, wenn wir gerade akut Stress abbauen müssen. Musik kann dazu beitragen, dass wir uns entspannen, dass wir belastbarer und leistungsfähiger sind. Die Nerven behalten. Runterkommen. Aber es ist wichtig, dass wir die Songs wiederholt hören, so wie man andere Entspannungstechniken auch üben muss, so Prof. Thomas Stegemann. Wir können uns mit Musik aber auch beflügeln. So kann uns coole Musik die Hausarbeit erleichtern und auch beim Laufen gibt uns die Musik den Takt vor.

Was hilft konkret?

Zwei Musikrichtungen sind laut Forschung offenbar besonders wirksam: Instrumentalmusik aus Klassik und Barock.

Auch manche Stücke aus dem New-Age-Bereich oder zornige Musik können helfen. Das haben israelische Forscher entdeckt. Vor allem Heavy Metal soll helfen, ausgeglichener zu werden. Der Grund: Man gibt sich dabei seiner Wut hin, statt sie zu unterdrücken. Letztendlich sollte jeder seine eigene Playliste haben, mit den Top-Ten-Songs, die einem selbst helfen. Egal ob das jetzt eine Puccini-Oper ist oder die guten alten „Cafe del Mar"-Compilations. Denn jeder hat ein anderes Programm, und was die hilfreichste Musik ist, hängt auch gerade von der jeweiligen Stimmung und dem momentanen Stresslevel ab.

Ein Beispiel dafür, wie unterschiedlich Musik wahrgenommen werden kann, habe ich bei einem Konzertbesuch mit einer Freundin erlebt. Lang Lang und die Wiener Philharmoniker haben gespielt – Liszt, den Popkünstler seiner Zeit. Wir saßen oben in der Loge, von dort konnte man nicht direkt auf die Bühne sehen. Aber was soll's. Die Musik zählt. Lang Lang hatte ich zuvor schon in Taipeh gesehen und dort hatte ich das Vergnügen in der zweiten Reihe zu sitzen. Im Musikverein war ich innerhalb von fünf Minuten eingeschlafen. Kurz vor der Pause wachte ich auf und dachte: „Ich muss schnell noch sehen, wie Lang Lang heute aussieht." Ich beugte mich vor und da war er und spielte, was das Zeug hielt. In der Pause sagte meine Freundin: „Ich bin ganz schön aufgewühlt." Und ich sagte: „Ich bin endlich mal ausgeschlafen." Die Musik hatte nach einer Woche Dienst bei den aktuellen Nachrichten unter „Dauerstrom" offenbar eine ganz andere Wirkung auf mich als auf andere Zuhörer im Saal.

Wenn wir akut Stress haben, sollten wir Musik hören, in der es ebenfalls zur Sache geht. Musik, die uns dort abholt, wo wir gerade sind.
Zum Beispiel die Klaviersonate A-Dur KV 331 von Wolfgang Amadeus Mozart, so die Musiktherapeutin Anna E. Röcker in ihrem Buch „Mit Nidra Yoga das Leben meistern"[17]. Würden wir in so einem Moment dagegen eine ruhige Musik auflegen, könnte es sein, dass wir dem nächstbesten an die Gurgel gehen. Laut Prof. Thomas Stegemann haben wir tatsächlich nur dann eine Chance „herunterzukommen", wenn wir auf dem Level mit der Musik einsteigen, auf dem wir gerade sind. Dann kann man im Anschluss auch entspannende Musik hinzufügen.

Wenn wir Stress vorbeugen oder entspannen wollen, brauchen wir laut Anna E. Röcker etwas anderes als bei akutem Stress. Meine Lieblingssongs sind dabei Pachelbel, Canon D-Dur, Gregorianische Choräle oder Musik nach Hildegard von Bingen. Die Äbtissin, Komponistin und Gelehrte wusste schon im 12. Jahrhundert, was den Menschen guttut. Zu meinen Favoriten gehören zum Beispiel ihre Titel „Kyrie Eleison" und „Illumination".
Auch Delphingeräusche können sehr entspannend sein.
Neurowissenschaftler in Großbritannien haben herausgefunden, dass Musik das Stresshormon Cortisol reduzieren kann.

Alphawellen-Entspannung für mehr Leistung

Wir können mit bestimmter Musik unsere Gehirnfrequenz ändern und ganz leicht auf Alphawellen umschalten. Diese Wellen sorgen dafür, dass wir entspannt und doch konzentriert sind. Wir werden kreativer. Die rechte Gehirnhälfte wird verstärkt aktiviert. Wir können ruhig und gelassen denken. Die Selbstheilungskräfte können aktiviert werden. Die Alpha-Ebene ist eine Frequenz zwischen wach sein und richtig tief schlafen und träumen. Die Brücke zwischen Bewusstsein und Unterbewusstsein.
Durch die dauernde Reizüberflutung, die uns jeden Tag überschwemmt,

werden allerdings nicht mehr genug Alpha-Wellen produziert. Es fällt uns immer schwerer, abzuschalten und uns zu entspannen. Wir kommen aus unserem Rhythmus und sind anfälliger für Infekte und Krankheiten. Denn Krankheit ist auch immer ein Verlust der Harmonie.

Erinnerst du dich an den „Drei-Sekunden-Rhythmus", den der Gehirnforscher Ernst Pöppel erforscht hat (siehe Kapitel 6, „Rhythmus")? Demnach ist unser Gehirn nach drei Sekunden bereit, einen neuen Reiz aufzunehmen und Informationen zu verarbeiten oder sie fallen zu lassen.
Mit Musik können wir da gezielt ansetzen. Denn einzelne Motive sind in der Musik meist drei Sekunden lang.
Im Endeffekt gibt es jedoch kein Allheilmittel. Es gibt keine Musik, die für alle gleich entspannend wirkt. Jeder sollte seine eigene „Hausapotheke" mit seinen Lieblingssongs haben. Nur in wenigen Fällen funktionieren vorgefertigte Antistress-Songs, die es mittlerweile haufenweise am Markt gibt. Man kann jedoch sagen, dass entspannende Musik ein langsames Tempo sowie Melodien mit kleinen Tonsprüngen hat. Und die Melodieführung geht eher nach unten. Das heißt, die Musik „holt uns runter", so der Musikexperte Prof. Stegemann.

„Mache deine eigene Top-Ten-Liste. Täglich 15 Minuten Musik hören ist schon ein Gewinn!"

Kapitel 16

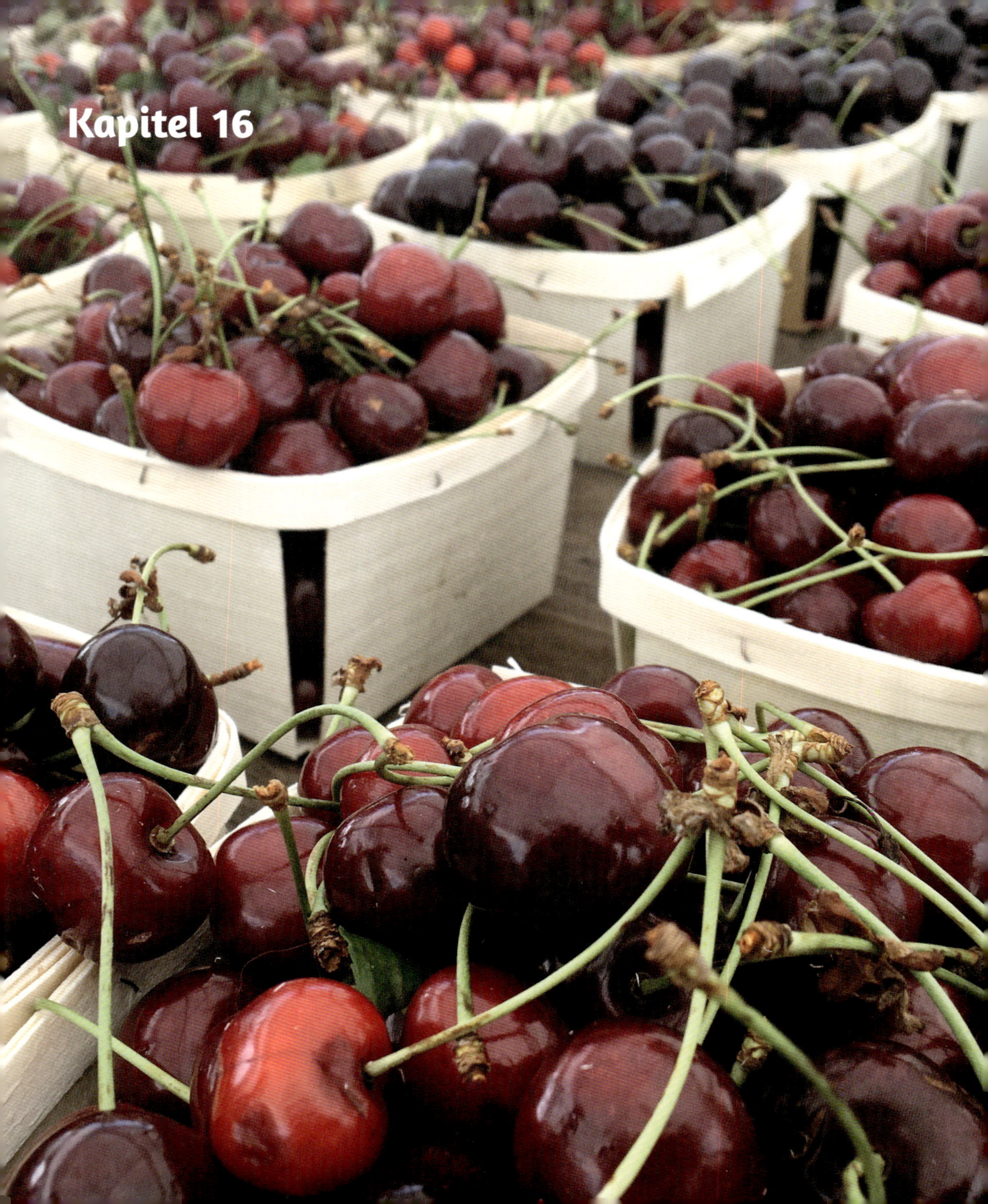

Du bist, was du isst

Erinnerst du dich an die legendäre Szene in dem Film „Harry und Sally", als Meg Ryan im berühmten „Katz's Deli" einen langen und vor allem lauten Höhepunkt vorgetäuscht hat? Ebenso legendär ist kurz darauf die Bestellung einer anderen, staunenden Restaurantbesucherin: „Ich will genau das, was sie hatte!" „Katz's Deli" an Manhattans Lower East Side hat seither Kultstatus. Die Schlangen für ein Pastrami-Sandwich sind noch immer sehr lang. Auch wenn der Höhepunkt im Film vorgetäuscht war, Essen und Trinken können in unserem Körper und Gehirn tatsächlich viel bewirken. Daher ist Ernährung, „Brainfood", der vierte Baustein meiner Methode.

Mit der richtigen Ernährung können wir gezielt Kreativität, Konzentration, Aufmerksamkeit und Reaktionsfähigkeit verbessern. Denn genauso wie Sportler brauchen wir bestimmte Nährstoffe, wenn wir viel denken. Und da unser Gehirn das einzige Organ im Körper ist, das kaum Energie speichern kann, müssen wir ständig neue Energie zuführen. Glukose ist dabei der wichtigste Energieträger und in Kohlenhydraten zu finden. Wenn das Gehirn also schnell und gut funktionieren soll, dann müssen wir ihm Kohlenhydrate geben. Und die kommen in Vollkornbrot, Haferflocken, Obst und Gemüse vor. Vor allem gelbe und rote Paprika strotzen nur so vor Powerstoffen.

Kohlenhydrate kümmern sich um eine gleichmäßig hohe Energieversorgung. Denn unser Körper zerlegt sie nach und nach in einzelne Bausteine, die so über einen längeren Zeitraum kontinuierlich ins Gehirn gelangen.

Außerdem brauchen wir Eiweiß (Protein). Nicht nur für den Muskelaufbau, sondern auch für unser Gehirn und unsere Stimmung. Eiweiß ist nämlich auch die Basis für Hormone und Botenstoffe. Und unser Körper braucht Fette (mehrfach ungesättigte Fettsäuren) für einen reibungslosen Informationsfluss im Gehirn. Sie sind in zahlreichen Nüssen, Ölen (zum Beispiel Lein- oder Nussöl) sowie Kaltwasserfischen (Hering, Makrele, Thunfisch und Lachs) enthalten. Die Fette bringen Power und bauen Zellen auf. Ideal wäre es, zwei bis drei Mal pro Woche Fisch auf dem Speiseplan zu haben.

Vitamine und Mineralstoffe regen zudem die Stoffwechselvorgänge an. Pro-Vitamin A, Vitamin C und E liefern Antioxidantien und Nervennahrung. Stressgeplagte sollen laut Ernährungswissenschaftlern vor allem auf ihren Vitamin-C-Haushalt achten. Ideale Vitamin-C-Lieferanten sind zum Beispiel Erdbeeren, Kiwis, Grapefruits, Zitronen. Avocados und Bananen haben wiederum viel Vitamin B.

Bei einem sind sich die Schulmedizin, die traditionelle chinesische Medizin und die Yogalehre einig: Wichtig ist eine ausgewogene, gesunde Ernährung mit reichlich Gemüse, Obst und vollwertigen Getreideprodukten. Fleisch, Salz, scharfe Gewürze, Koffein und Alkohol sollten dagegen in Maßen konsumiert werden. Es geht darum, in Balance zu bleiben. Eine gesunde Ernährung ist eine wesentliche Energiequelle.

Was sind Pro-Vitamine?

Pro-Vitamine sind Vorstufen von Vitaminen. Sie müssen im Körper in das entsprechende Vitamin umgewandelt werden. Dabei stellt unser Körper nur die Menge an Vitamin her, die der Stoffwechsel gerade benötigt. Ein Beispiel ist der Pflanzenfarbstoff Betacarotin. Er ist vor allem in roten und orangefarbenen Früchten und Gemüsesorten wie Tomaten und Karotten enthalten. Er ist eine Vorstufe von Vitamin A und muss erst umgewandelt werden. Ein anderes Beispiel ist Pro-Vitamin D. Es wird in der Haut durch die UV-Strahlung des Sonnenlichts aktiviert und in weiteren Schritten zu Vitamin D umgewandelt.

Warte nicht, bis du hungrig bist

Wichtig ist es, regelmäßig zu essen: Frühstück, Mittag und Abendessen. Wenn ich beispielsweise nichts „Gescheites“ oder überhaupt nichts zu Mittag esse, merke ich, dass ich nicht mehr so gut arbeiten kann. Es geht nicht mehr so viel weiter. Die Konzentration fällt rapide ab. Unser „Denkapparat“ ist ein regelrechter Energiefresser. Er verbraucht ein Fünftel des täglichen Energiebedarfs und verschlingt Energie, auch wenn wir scheinbar nichts tun. Nicht nur beim Denken, Gehen oder Sporteln. Selbst im Schlaf. Der größte Teil geht für lebenserhaltende Funktionen wie das Herz-Kreislauf-System und die Atmung drauf. Das heißt, wenn du Hunger hast, werden nur noch die Funktionen aufrechterhalten, die das Überleben sichern. Deine „mentale Performance“, also wie gut du denken oder dich konzentrieren kannst, bricht ein. Das Hungergefühl ist also ein

Warnsignal deines Körpers. Wenn wir dieses Signal längere Zeit ignorieren, indem wir nichts oder nicht das für uns „Richtige" essen, dann sind wir nicht mehr leistungsfähig. Und dann bekommen wir ganz plötzlich Heißhunger: Wir stopfen alles in uns hinein, was uns gerade in die Quere kommt. Ganz egal, was. Hauptsache, es ist essbar. Und wir futtern wahrscheinlich mehr als sonst, weil wir die ersten Signale übersehen haben. Geben wir dem Gehirn also rechtzeitig die nötigen Powerstoffe!

„Wir entscheiden selbst, was wir essen!"

Woher kommt die Energie?

Unser Gehirn ist wie ein exklusiver Nachtclub. Nur wer auf der Gästeliste steht, kommt rein. Dafür sorgt der Türsteher, die Blut-Hirn-Schranke. Zu den „VIPs", die immer auf der Liste stehen, gehört Glukose (umgangssprachlich: Traubenzucker). Sie liefert normalerweise die Energie fürs Gehirn. Dazu werden Kohlenhydrat-Moleküle in Glukose umgewandelt beziehungsweise abgebaut. Über das Blut wird die Glukose in die Zellen transportiert. Dort wird sie mithilfe von Sauerstoff „verbrannt".

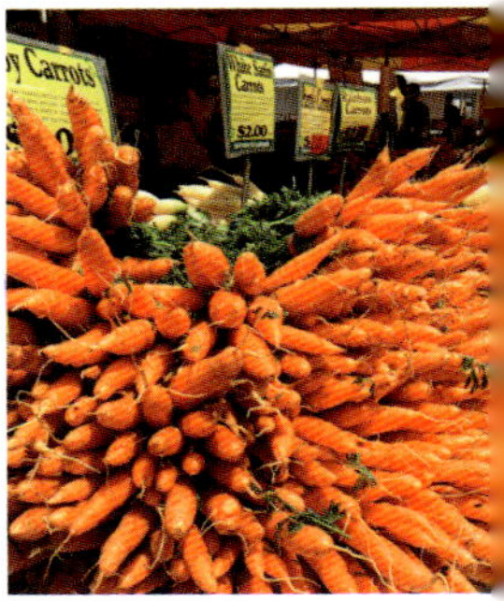

Fehlen Kohlenhydrate, greift der Körper seine Fettdepots an. Der Stoffwechsel steigt auf Ketose um und bekommt so lebensnotwendige Energie. Dabei bildet die Leber aus Fett einen Glukoseersatz. Dieser Zuckerersatz aus Fett wird als Ketonkörper oder Keton bezeichnet. Sie entstehen auch, wenn wir hungrig sind. Allerdings muss sich das Gehirn erst langsam an die Aufnahme von Ketonkörpern gewöhnen. Das heißt, die Party kommt so nur langsam in Schwung. Und ganz ohne Glukose kommt unser Gehirn auch nicht aus.

MEIN TIPP: Wichtig ist nicht nur, was wir essen, sondern auch wo und mit wem wir essen. Iss gemeinsam mit Freunden oder Familie, verabrede dich in der Arbeit mit Kollegen zum Lunch. Gehe „offline", iss ohne Handy, Zeitung oder TV. Multitasking ist auch beim Essen ein No-Go. Genieße dein Essen. Lass es dir schmecken. Iss nicht im Stehen, setze dich hin. Auch wenn du nur wenig Zeit hast. Wenn es keine Kantine gibt, suche dir ein Plätzchen mit einer angenehmen Atmosphäre. Vielleicht gibt es sogar in der Nähe eine Grünfläche mit einer Bank, aber iss auf keinen Fall am Arbeitsplatz oder vor dem Computer.

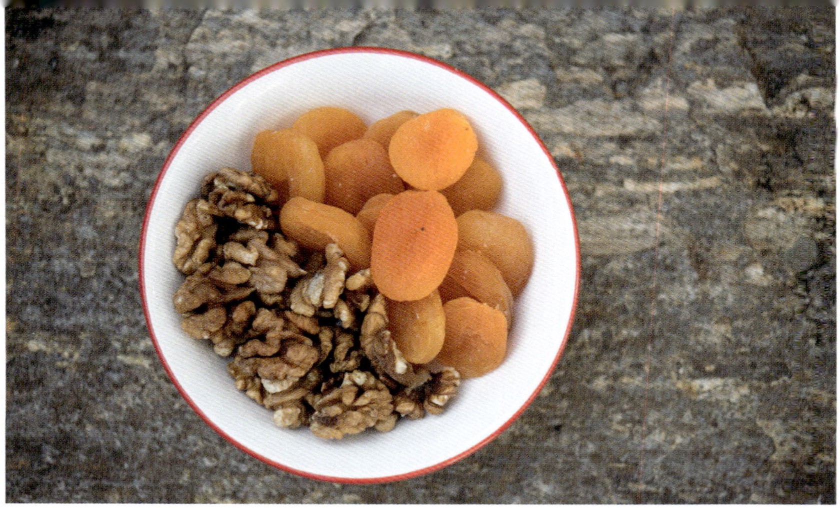

Meine Brainfood-Hitliste für eine sinnvolle Ernährung

NÜSSE: Sie gelten als Nervennahrung. Die reinsten Kraftpakete, wichtig für Herz und Kreislauf. Nüsse enthalten viel Magnesium, Omega-3-Fettsäuren und B-Vitamine. Sie vertreiben die Müdigkeit und sind gut kombinierbar mit Trockenfrüchten wie etwa getrockneten Aprikosen. Die schmecken nicht nur gut, sondern haben ebenfalls viele Vitamin- und Mineralstoffe. Diese Kombination ist ein idealer Energiespender bei Stress. „Studentenfutter" hat seinen Namen nicht umsonst. Meine Favoriten sind Walnüsse, Cashewnüsse und Mandeln. Auch großartig sind Kürbis- und Sonnenblumenkerne. Aber Achtung bei den Kalorien! Fünf Walnüsse oder maximal 25 Gramm pro Tag sind ausreichend.

OBST: Äpfel, Aprikosen, Bananen (sorgen in stressigen Situationen für gute Laune und starke Nerven), Birnen, Holunder, Kiwis, Kirschen, Granatäpfel, Avocados, Melonen, Papayas, Trauben

BEEREN: Heidelbeeren, Himbeeren, Brombeeren, Erdbeeren (haben mehr Vitamin C als Zitronen oder Orangen), Cranberrys

GETROCKNETE FRÜCHTE: Aprikosen, Datteln, Feigen

GEMÜSE: Brokkoli, Kohl, Kohlsprossen, Sellerie, Süßkartoffeln

HÜLSENFRÜCHTE: Kichererbsen und Linsen sind tolle Energielieferanten, machen lange satt und halten den Blutzuckerspiegel niedrig.

VOLLKORNPRODUKTE: Haferflocken, Dinkel, Amaranth

KRÄUTER, GEWÜRZE UND WURZELN: Ingwer, Kurkuma, Koriander, Cumin beziehungsweise Kreuzkümmel, Petersilie

FISCH: Fetter Fisch wie beispielsweise Lachs liefert nicht nur Proteine, sondern auch Fett, und das ist wiederum nötig, damit unser Gehirn gut funktioniert. Das gesamte Nervensystem und das Hirn bestehen zur Hälfte aus reinem Fett. Je mehr ungesättigte Fettsäuren, desto besser. Sie schützen das Nervensystem vor altersbedingten Schäden, fördern die Konzentrationsfähigkeit und wirken sich effektiv auf das gesamte Immunsystem aus.

DRINKS:

- Viel Wasser
- Kokosnusswasser: Das hat in den letzten Jahren nicht ohne Grund einen absoluten Hype erfahren. Kokoswasser enthält Glukose, wichtige Mineralsalze und Elektrolyte. Aber Vorsicht: Auch wenn es relativ wenige Kalorien hat – es hat Kalorien.
- Grüner Tee verbessert Konzentration, Gedächtnis und Aufmerksamkeit. Das enthaltene Koffein hält zudem länger an als das Koffein im Kaffee.

Mein Mann Kurt und ich gehen mehrmals in der Woche zum Union Square in New York und kaufen für das Restaurant frisches, knackiges Obst und Gemüse. Ungespritzt, „bio". Kurt kennt die Farmer seit Jahren. Rick hat zum Beispiel wunderbaren Salat, Kartoffeln und süße Beeren, um die sich die Chefköche der Toprestaurants in der Stadt reißen. Es ist jedes Mal wieder eine Entdeckungstour. Mindestens zehn verschiedene Auberginensorten in extravagantem Violett in allen Größen und Formen. Sonnig gelb-orange bis feuerrot leuchtende Tomaten, die an warme, fröhliche Sommertage erinnern. Kohl in allen Grün-Schattierungen, von lichtem Hellgrün bis zu dunklem Blaugrün. Auch Äpfel gibt es in unglaublich vielen Farbschattierungen, alte Sorten, die vielerorts in Vergessenheit geraten sind.

Es ist auch wunderbar, mal aus der Stadt rauszufahren und selbst Äpfel vom Baum zu pflücken. Das Knacken der kleinen Ästchen, der Geruch der Früchte, das Gras. Wer in der Stadt lebt, vergisst oft die einfachen Gerüche. Wer einen Garten mit Obstbäumen, Gemüse und frischen Kräutern hat, nimmt sie manchmal nicht mehr wahr.

„Belastbar-und-fit-Tipp“

1. Iss regelmäßig: morgens – mittags – abends.
2. Futtere nicht die ganze Zeit. Gib den kleinen Helfern im Darm die Möglichkeit, „aufzuräumen“. Der Darm braucht Zeit für die Verdauung.
3. Und er dankt es uns, wenn wir nicht zu spät zu Abend essen.

Wir fühlen uns wohl, wenn wir unserem Körper geben, was er braucht, ohne ihn zu sehr zu belasten. Aber ernähren wir uns wirklich ausgewogen und abwechslungsreich? Mit schmackhaftem Essen, das nährstoffreich ist und das unser Körper gut verwerten kann?

Nimm deine Essgewohnheiten unter die Lupe:

Wo isst du? ____________________

Gibt es einen besseren Platz? ____________________

Besteht dein Essen aus frischen Zutaten oder ist es „Industrienahrung“?

____

Nimmst du dir Zeit zum Essen oder schlingst du dein Essen hinunter? ______

Genießt du dein Essen? ____________________

Isst du, um dich zu belohnen? ____________________

Isst du in stressigen Situationen? ____________________

Isst du, wenn du hungrig bist? ____________________

Isst du, wenn du traurig bist? ____________________

Fühlst du dich nach dem Essen vollgestopft? ____________________

Hast du das Gefühl, zu wenig oder zu viel zu essen? ____________________

Was gibt dir Energie? ____________________

Wie möchtest du dich fühlen, wenn du satt bist?

____

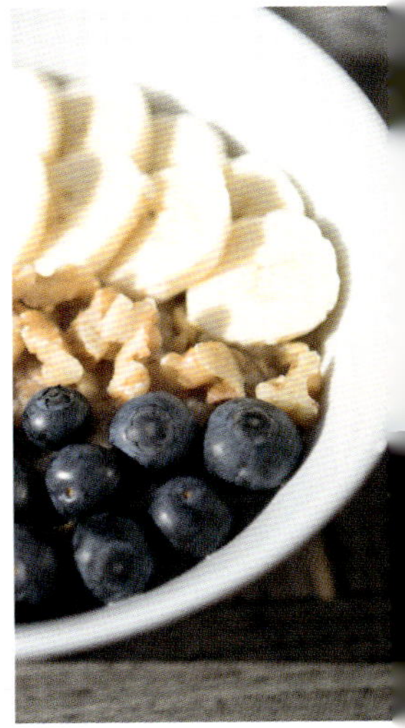

Ein erfolgreicher Tag hat für mich immer schon am Frühstückstisch begonnen. Das gilt auch für die Kinder, wenn sie in die Schule gehen. Denn ein anstrengender Tag kostet viel Energie. Nervennahrung ist gefragt. Mit einem gesunden Frühstück versorgen wir den Körper schon morgens mit den nötigen Nährstoffen und wir stärken unser Immunsystem. Seit ich vor ein paar Jahren meine Ernährung komplett umgestellt habe, mache ich morgens gern mein eigenes Müsli. Ohne Zucker. Damit habe ich die Kontrolle, was wirklich drin ist. Und ich mache das Müsli warm, das bringt die Verdauung in Schwung.
Haferflocken sind die ideale Nervennahrung, denn sie liefern über einen längeren Zeitraum Energie. Somit sind sie der perfekte Start in den Tag. Hafer enthält komplexe Kohlenhydrate, die nur langsam zerlegt werden. Außerdem haben sie wichtige B-Vitamine und Magnesium, das stärkt die Nerven. Die Ballaststoffe machen länger satt, da sie im Magen aufquellen.

REZEPT

Verrückt nach Müsli

So bleibt dein Müsli die ganze Woche spannend
Jeden Tag Müsli, das wird doch langweilig. Wetten, nicht? Mit dem folgenden Baukastensystem kannst du dein Müsli jeden Tag neu kombinieren. Suche dir Flocken und Flüssigkeit als Basis aus und gib dazu, was dir sonst noch schmeckt. Wechsle die einzelnen Komponenten ab, so wird es garantiert nicht langweilig! Abwechslung ist die Würze des Lebens. Und die verschiedenen Zutaten haben unterschiedliche Nährstoffe. Also kreiere dein Lieblingsmüsli!

Basis:
FLÜSSIGKEIT NACH BEDARF
Mandelmilch ungesüßt, Hanfmilch, Reismilch, Haselnussmilch, Kokosmilch, Mandelkokosmilch, Reiskokosmilch, (Halbfett-)Milch
2 EL FLOCKEN (ausreichend für 2 Personen)
Instant-Haferflocken, geröstete Haferflocken, Dinkelflocken, Hirseflocken, Quinoa (vorher kochen)

Extras:

GRANOLA: 1 EL (Siehe das Rezept für Knuspermüsli weiter unten)

OBST UND BEEREN: 1 Handvoll, je nach Saison und Region
Heidelbeeren (wenn möglich natürlich und nicht aus einer Kultur), Brombeeren, Himbeeren, Johannisbeeren, Acaibeeren, Erdbeeren, Bananen, Äpfel, Kirschen, Weintrauben

GETROCKNETE FRÜCHTE: 1 EL Cranberry, Aprikosen, Datteln, Rosinen, Feigen (geschnitten)

ETWAS KNACKIGER MIT NÜSSEN: 1 Handvoll Walnüsse gerieben oder gehackt, Mandeln, Cashewnüsse, Pistazien, Sonnenblumenkerne, Kürbiskerne

SAMEN: 1 EL Sesam oder gerösteter Sesam, Hanfsamen

ANDERE LECKERE SACHEN: 1 EL Kokos (gerieben), Macapowder, Kakaonibs/-splitter

GEWÜRZE/KRÄUTER
Kardamom (auch gut in Kaffee oder Tee, gilt als ausgleichend bezüglich Magensäure), Bourbonvanille (süßer und voller Geschmack), frische Minze (fördert die Verdauung und kann die Batterien wieder aufladen), Zimt (ein Hauch Exotik, hemmt Heißhunger auf Süßes)

TIPP: Da ich relativ viel Zimt verbrauche, greife ich zu Ceylon-Zimt, die hochwertigere und feinere Zimtart. Sie enthält kaum Cumarin und ist daher im Vergleich zu Cassia-Zimt unbedenklicher, aber auch teurer.

SÜSSUNGSMITTEL
Für mich machen die (Trocken-)Früchte das Müsli bereits süß genug, aber wer will, kann zum Beispiel Ahornsirup, Holundersaft oder Honig dazugeben. Der Honig sollte am besten „bio" sein, da die Bienen vorrangig auf Feldern und Wiesen sammeln, die nicht mit Pestiziden behandelt worden sind. Auch Stevia ist meiner Meinung nach eine gute Alternative.

NATURJOGHURT

Neue Frühstücksrezepte findest du regelmäßig auf meiner Internetseite unter *www.angelikaahrens.com*.

Vitamin-C-Hitliste

Vor allem im Herbst ist es wichtig, die Abwehrkräfte hochzufahren und das Immunsystem zu stärken. Vitamin C ist eine antioxidative Substanz und an einer Vielzahl von Prozessen im Körper beteiligt. Es ist wichtig für das Immunsystem, bei der Bildung von Kollagen für das Bindegewebe und bei der Umwandlung von Dopamin in Noradrenalin (Neurotransmitter).
Ein hoher Vitamin-C-Gehalt findet sich vor allem in Acerola-Kirschen, Hagebutten, Sanddorn oder schwarzen Johannisbeeren. Erst mit deutlichem Abstand folgen Erdbeeren, Zitronen, Orangen, Kiwi, Grapefruit und Mango in der Vitamin-C-Hitliste.

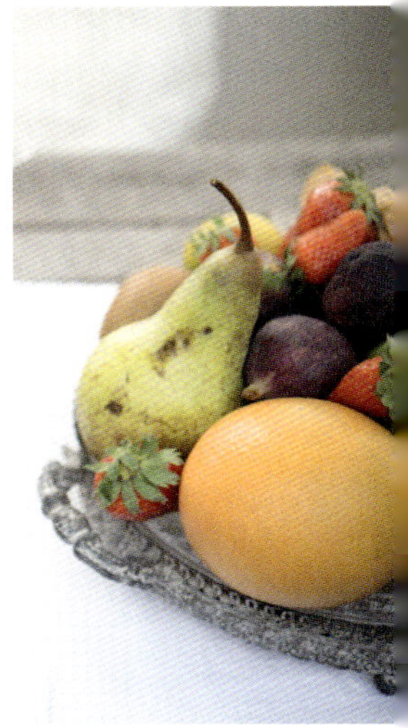

Milch und Gluten

Milch ist in den letzten Jahren ein großes Thema geworden. Viele ersetzen Milch, wo es nur möglich ist. In den Supermärkten gibt es auch immer mehr Regale mit immer mehr Produkten, die kein Gluten enthalten. Aber verträgst du wirklich kein Gluten? Denk daran: Auch Lebensmittelkonzerne sind börsennotiert und müssen den Aktionären schmackhafte Bilanzen und Gewinne liefern. Ich bin der Meinung, dass jeder für sich selbst herausfinden muss, was für ihn gut ist und was nicht.

REZEPT

Knuspermüsli selbst machen

Knuspermüsli, oder auch Granola, kannst du in das Müsli mischen oder einfach mit Naturjoghurt essen. Es eignet sich auch wunderbar als Nachspeise. Das folgende Rezept ist für einen Vorrat gedacht. Du kannst es einfach in einer luftdichten Dose aufheben. Kurt und ich essen es normalerweise locker in zwei Wochen auf.

Zutaten:

570 g kernige Haferflocken
190 g Nüsse gerieben oder gehackt (z. B. Haselnüsse, Pistazien, Walnüsse, Mandeln)

UND SO GEHT'S:

Haferflocken 1 Stunde bei 150° C im Backrohr anrösten. In den letzten 10 Minuten die Nüsse dazugeben und mitrösten.

REZEPT

Glückskugeln – Müsli für unterwegs

Ideal für alle, die morgens keine Zeit haben, aber auf einen gesunden Start in den Tag und Glücksgefühle nicht verzichten wollen. Als ich für „Dancing Stars" fast jeden Tag vier bis sechs Stunden trainiert habe, war mein Kühlschrank voll mit Glückskugeln! Sie sind leicht vorzubereiten. Du kannst sie einfach einwerfen, wenn du einen Energiekick brauchst.
Lass deiner Kreativität dabei freien Lauf. Mit einer Kugel Vanille- oder Topfeneis eignen sie sich auch gut als Dessert.

Zutaten:

2 EL Datteln (ca. 50 g)
2 EL getrocknete Aprikosen (ca. 50 g)
3 EL gehackte oder gemahlene Nüsse (70 g)
1 EL geriebene/geraspelte Kokosnuss (wenn du magst, röste sie mit)
1 EL Leinsamen, fein geschrotet
1 EL Sonnenblumenkerne
1 TL Kardamom
1 TL Zimt
1 TL Holundersirup
1 EL Wasser
1 Messerspitze Salz
eventuell Kakaonips/-stücke oder dunkles Kakaopulver

UND SO GEHT'S:

1. Haferflocken, Sonnenblumenkerne und Sesam im Backrohr kurz anrösten – max. 8 Minuten bei 170° C. Rausnehmen, abkühlen lassen oder einfach schnell ins Kühlfach geben.
2. Anschließend mit Nüssen, Kokos, Leinsamen und Sonnenblumenkernen, Kardamom und Zimt mischen.
3. Holundersirup und Wasser dazugeben und gut verkneten.
4. Nach und nach gehackte Datteln und Aprikosen dazumischen und einarbeiten. Wenn du eine Küchenmaschine hast, sparst du dir das Hacken und Kneten.
5. Kleine Kugeln formen. Je nach Geschmack anschließend in geriebenen Nüssen und/oder Kokos oder Kakao wälzen.

6. Zu guter Letzt die Glückskugeln mindestens 30 Minuten im Kühlfach hart werden lassen. In einem luftdichten Behälter im Kühlschrank bis zu einer Woche, im Gefrierfach bis zu einem Monat haltbar.

Powerriegel

REZEPT

Nach einem Rezept von Marianne Spöttl, Patissière im Restaurant „Wallsé"
Ergibt 8 kleine Powerriegel.
Vorbereitung: Backofen auf 180° C vorheizen.
Eine Kastenform mit Backpapier auslegen

Zutaten:

40 g Honig
50 g brauner Zucker
40 g Butter
55 g Haferflocken
55 g Kürbiskerne
55 g Sonnenblumenkerne
20 g gehobelte oder gestiftelte Mandeln
35 g geriebene Mandeln
35 g geriebene Haselnüsse
20 g Rosinen

UND SO GEHT'S:

1. Haferflocken, Kürbiskerne, Sonnenblumenkerne und alle Nüsse zusammen kurz im Backofen erwärmen (Handwärme).
2. Honig, braunen Zucker und Butter in einen Topf geben und so lange erhitzen, bis sich alles aufgelöst hat.
3. Danach alle trockenen Zutaten zusammenmischen und in die leicht kochende Zuckermischung unterrühren.
4. Alles zusammen in eine Kastenform geben und bei 180° C ca. 8–10 Minuten backen, bis die Powerriegel eine goldgelbe Farbe bekommen.
5. Nach dem Backen ca. 5 Minuten auskühlen lassen und in die gewünschte Form schneiden.
   Im luftdichten Behälter im Kühlschrank aufbewahren. Nach zwei Wochen sind sie wahrscheinlich ohnehin weg.

Es muss nicht immer Müsli sein

Solltest du kein Müsli-Fan sein, gibt es einige gesunde Alternativen: Roggen- oder Vollkornbrot oder Vollkorntoast mit Topfen, magerer Schinken, Tomaten oder Paprika. Oder ein Vollkornbrot mit Avocado, etwas Zitronensaft und Pfeffer drüber. Dazu je nach Geschmack Tomaten, frischer Koriander. Außerdem eine Grapefruit, die viel wertvolles Vitamin C liefert. Guten Appetit! Aber Achtung: Die Grapefruit kann die Wirksamkeit von Medikamenten zeitlich erheblich verschieben.

Seit ich meine Ernährung umgestellt habe, ersetze ich Weißmehlprodukte wie Semmeln meist durch Roggenbrot. Denn ich mag nicht zu viele „leere Kalorien", also Kalorien, die nichts fürs Gehirn bringen, zu mir nehmen. Ich achte mehr auf Eiweiß, nicht nur aus tierischen Produkten. Und ich koche mehr mit Gemüse.

Andere Länder, andere Sitten – aber mindestens genauso gut

Bei meinen Reisen durch die ganze Welt habe ich ungewohnte, aber genussvolle, eiweißreiche Frühstücksvarianten probiert.

- In Costa Rica beginnt jeder gute Tag mit einer ordentlichen Portion Gallo Pinto, einer Mischung aus Reis mit gebratenen schwarzen oder auch roten Bohnen und Koriander. Dazu wahlweise Zwiebel, Sauerrahm, dünne Maismehlfladen (Tortillas), Käse oder Rührei. Oder gebratene Kochbanen. Auch Avocado und Papaya kommen auf den Frühstückstisch. Und mancher Tico isst gern Fleisch dazu. Das hält garantiert bis zum Nachmittag an!
- In Vietnam sitzen die Menschen frühmorgens auf kleinen Plastikstühlen an kleinen Plastiktischen und löffeln Pho aus einer Schüssel. Die Vietnamesen lieben ihre traditionelle Frühstückssuppe: eine Rindersuppe mit Rindfleisch (Pho Bo) oder mit Huhn (Pho Ga), Reisbandnudeln und frischen Kräutern.

Rührei oder Omelett mit Avocado-Salsa

1 Grundrezept – 2 Varianten

Avocado-Salsa

REZEPT

Die Menge ist für 1–2 Personen. Und für ein bisschen Vorrat. Kann man auch gut mit in die Arbeit nehmen.

Zutaten:

2 Avocados, geschnitten
1 ½ Hände voll Tomaten, geschnitten
1 Handvoll Gurke, geschnitten
1 Handvoll Koriander, geschnitten
Saft einer Zitrone
1 Messerspitze Salz

UND SO GEHT'S:

Alle Zutaten für die Salsa klein schneiden und gut vermischen.

Rührei/Omelett

REZEPT

Zutaten:

2 Eier verquirlen
wenig Kokosöl
1 EL Butter
Optional:
1 EL Sonnenblumenkerne geröstet und gesalzen
1 EL Granatapfelkerne
Schwarzbrot oder Vollkorntoast
1 Tasse Papaya, klein geschnitten als Beilage

UND SO GEHEN DIE RÜHREIER:

1. Kokosöl in einer Pfanne erhitzen. Eier in die Pfanne geben und nach und nach Butter dazumischen.
2. Avocado-Salsa auf das Brot geben. Den Teller mit den Papaya-Stücken garnieren. Das Auge isst mit!

UND SO GEHT DAS OMELETT:

1. Kokosöl in einer Pfanne erhitzen. Eier in die Pfanne geben, ½ Minute bei mittlerer Hitze stocken lassen.
2. Avocado-Salsa über das Omelett geben, mit dem Deckel zudecken. 2 Minuten weiterkochen.
3. Zum Schluss: Geröstete und gesalzene Sonnenblumenkerne über das Omelett streuen. Wer mag, kann auch Granatapfelkerne dazugeben. Papaya als Garnitur auf der Seite. Und fertig!

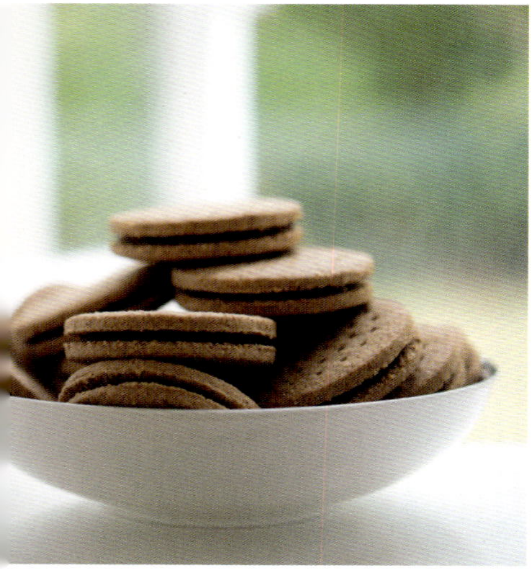

Snacks

Unter Stress greifen wir schnell zu Fastfood und Schokolade – ein kleiner Bissen, der schnell glücklich macht und scheinbar schnell Energie gibt. Wenn in Belastungssituationen mehr Stresshormone ausgeschüttet werden, ist das Verlangen nach Süßem umso größer. Doch die vermeintliche Nervennahrung schadet der Konzentration mehr, als sie nutzt. Es ist nur eine kurzfristige Lösung. Ein Schuss, der nach hinten losgeht.

Denn in Süßigkeiten ist vor allem Einfachzucker enthalten, der sofort ins Blut geht. Die Folge: Der Blutzuckerspiegel schnellt in die Höhe und im Gehirn bilden sich in kürzester Zeit Glückshormone. Das Problem ist, dass der Blutzuckerspiegel genauso rapide wieder abfällt. Wir werden müde. Unser Ziel ist es aber, den Blutzuckerspiegel möglichst konstant zu halten. Wir sollten daher Zucker in Form von Mehrfachzucker, also komplexen Kohlenhydraten, essen. Dabei bleibt der Blutzuckerspiegel konstant, weil diese Kohlenhydrate erst durch die Verdauung aufgespalten werden müssen. Vollkornprodukte, Hafer, Kartoffeln, Hülsenfrüchte wie Erbsen oder Bohnen und viele Obst- und Gemüsesorten liefern diese komplexen Kohlenhydrate.

Ideale Snacks sind Trockenfrüchte wie Aprikosen oder Kürbiskerne, Nüsse, Vollkornkekse, Joghurt mit Obst oder kleine Tomaten. Auch etwas Scho-

kolade ist bei einer gesunden Ernährung okay. Am besten greift man zu dunkler Schokolade, denn sie enthält weniger Zucker und man isst garantiert weniger davon.
Wer in Stresssituationen die Nerven behalten will, greift am besten zu Bananen. Sie sind der Snack schlechthin bei Stress. Vor allem reife Bananen sind gute Energiespender und leicht verdaulich. Sie bestehen aus komplexen Kohlenhydraten, haben eine beruhigende Wirkung und fördern die Konzentration. Und sie liefern Magnesium, Kalium, Vitamin C und Calcium.

Magnesium – „Salz der inneren Ruhe"

Magnesium ist ein wichtiger Mineralstoff und wird auch „Salz der inneren Ruhe" genannt. Es übernimmt lebenswichtige Aufgaben im Körper. Wir brauchen es für das Elektrolytgleichgewicht. Es sorgt für ein ausgewogenes Verhältnis zwischen Anspannung und Entspannung der Muskulatur. Magnesium ist der Gegenspieler zu Calcium. Wenn wir zu viel Calcium in der Muskulatur haben, spüren wir Verspannungen oder Krämpfe. Magnesium entspannt die Muskulatur und trägt zu einer normalen Muskelfunktion bei.
Es ist aber auch so etwas wie ein Antistress-Mineral. Es hat entspannende und beruhigende Wirkung auf die Zellen des autonomen Nervensystems. Magnesium beeinflusst zudem die Produktion von Stresshormonen. Wenn wir genug Magnesium aufnehmen, sind wir weniger stressanfällig, bleiben gelassener und erholen uns nach stressigen Momenten rascher. Und es spielt eine enorme Rolle für die normale Funktion des Nervensystems. Außerdem trägt es dazu bei, dass wir weniger müde und erschöpft sind. Denn hinter Müdigkeit kann auch unzureichende Magnesiumversorgung stecken.

Wenn wir also mehr Stress in der Arbeit oder privat haben, brauchen wir mehr Magnesium. Denn in diesem Fall wird auch mehr Magnesium über die Nieren ausgeschieden. Auch wenn wir krank sind, schwitzen oder sporteln, brauchen wir mehr davon. Das Problem ist, dass unser Körper das Magnesium nicht selbst bilden kann. Wir müssen es über die Ernährung zuführen. Zum Beispiel über Bananen, Nüsse, Milch, Vollkornprodukte, Bohnen oder magnesiumhaltiges Mineralwasser. Mit diesem Wissen können wir unserem Körper rechtzeitig etwas Gutes tun und auf eine ausreichende Magnesiumaufnahme achten. Pro Tag sollten Erwachsene laut österreichischem Gesundheitsministerium etwa 300–400 mg Magnesium aufnehmen.[18]

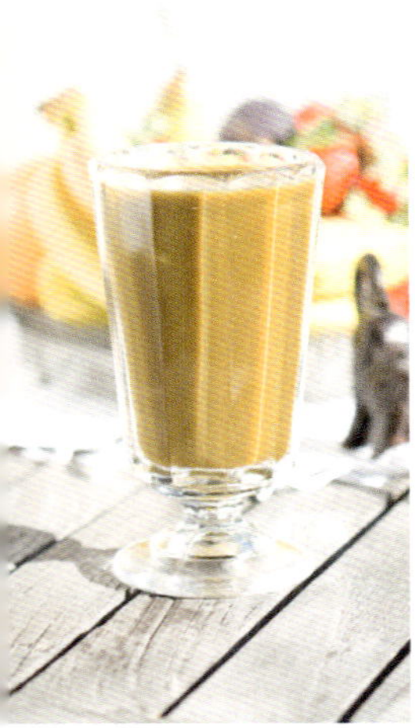

SMOOTHIES

Smoothies eignen sich entweder als Energiedrink zwischendurch oder als Frühstück.
Sie schmecken lecker und lassen sich ideal in eine ausgewogene Ernährung integrieren. Aber auch bei Smoothies müssen wir auf die Menge achten, denn es handelt sich um Essen, das sonst auf dem Teller landet, und nicht um ein Getränk. Auch sie müssen von unserem Darm verarbeitet werden. Zu viel Gemüse und Früchte können da eine Herausforderung sein, besonders, wenn wir bisher nicht so viel davon gegessen haben.
TIPP: Tiefgefrorenes Obst ist eine gute Alternative zu frischen Produkten. Wenn wir überschüssiges Obst haben, können wir es einfrieren und auch genießen, wenn es gerade nicht Saison hat. Aus Erdbeeren kannst du zum Beispiel Erdbeermus machen und in Gefrierbeutel geben. Das eignet sich später wunderbar für Smoothies. Zu viele Bananen eingekauft? Ab in das Gefrierfach. Mit oder ohne Schale. Gefrorenes Obst macht Smoothies sogar noch saftiger und cremiger.

Für die Zubereitung brauchst du einen Mixer. Die Zutaten einfach in den Mixer geben. Die Angaben sind für jeweils zwei Gläser.

REZEPT **Mango-Coconut-Madness**
Urlaubsfeeling gefällig?

Zutaten:
1 Tasse Mangostücke
1 Banane
1 Tasse kaltes Kokoswasser (Alternativ: 1 Tasse Kokosfleisch und 1 Tasse Wasser)
Mandelblättchen zum Garnieren
TIPP: Wenn du eingefrorenes Kokosfleisch nimmst, wird es cremiger.

REZEPT **Malibu**
Ist zwar ohne Rum, gibt dir aber trotzdem eine Auszeit. Cremig, süß – einfach genießen.

Zutaten:

½ Tasse kalte Kokosmilch (Alternativ: Kokosfleisch und Wasser)
1 Handvoll Kohlblätter (wenn du möchtest kannst du den Kohl auch vorher blanchieren und abkühlen)
1 ½ Tassen Ananasstücke
1 kleines Stück (max. 1 cm) frischen Ingwer, geschält

TIPP: Ingwer vor dem Mixen eventuell klein schneiden. Achtung: Frischer Ingwer kann unterschiedlich stark schmecken.

Bananenshake

REZEPT

Ein Shake mit 1–2 Bananen erinnert mich immer an meine Kindheit. Statt Milch kannst du auch Kokoswasser oder Mandelmilch dazumixen. Gefrorene Bananen geben dem Shake einen cremigen Touch. Die Gewürze sind das i-Tüpfelchen.

Zutaten:

2 gefrorene Bananen
1 Tasse Kokoswasser oder Milch oder Mandelmilch
1 Messerspitze Zimt
1 Messerspitze Kardamom
1 TL Bourbonvanille

MITTAGESSEN

Rote-Beete-Suppe mit Orangen

REZEPT

Zutaten für 4 Portionen:

3 Orangen
2 Zwiebeln
400 g Rote Beete, gekocht
2 EL Öl
1 l Gemüsebrühe oder Hühnersuppe
Salz, Pfeffer

200 ml warme Milch
Petersilie
Mandelblättchen zum Garnieren

ZUBEREITUNG:

1. Orangen halbieren, die eine Hälfte schälen und klein schneiden und die andere Hälfte auspressen. Zwiebel und Rote Beete klein schneiden.
2. Öl in einem Topf erhitzen und die Zwiebeln dünsten. Rote Beete und Organgensaft dazugeben und aufkochen. Mit Gemüse oder Hühnerbrühe aufgießen. 10 Minuten bei mittlerer Hitze kochen lassen.
3. Den Topf von der Kochstelle nehmen und die Suppe mit einem Pürierstab fein mixen. Mit den Gewürzen abschmecken und in Suppenschüsseln füllen.
4. Die Milch schäumen, jeweils einen 1 EL auf die Suppe geben und dann mit den restlichen Organgenstücken garnieren. Eventuell noch etwas Petersilie und Mandelblättchen dazugeben und fertig!

TIPP: Die Suppe sieht wunderschön aus, wenn sie in einem hohen Glas serviert wird.

REZEPT **Salat mit Feigen, Ziegenkäse und Walnüssen (Hühnerfilet)**

Zutaten für 2 Portionen als Hauptspeise oder für 4 Personen als Beilage:

2 Hände voll Rucola
250 g frische Feigen
1 Tasse Walnüsse oder Macadamia
Saft einer Zitrone
1 TL Olivenöl
etwas Knoblauch gepresst
2 TL Honig (wenn du willst)
125 g Ziegenkäse
Optional: gegrillte Hühnerfilets

UND SO GEHT DER SALAT:

1. *Gib den Rucolasalat in eine Schüssel. Schneide die Feigen der Länge nach in jeweils 4 Teile und mische sie unter den Salat. Schneide die Walnüsse in Hälften und mische sie ebenfalls dazu.*
2. *Mische Olivenöl mit Knoblauch und Zitronensaft und gieße die Mischung über den Salat.*
3. *Schneide den Ziegenkäse in kleinere Stücke und gib sie ebenfalls zum Salat. Optional mit Honig süßen.*

ABENDESSEN

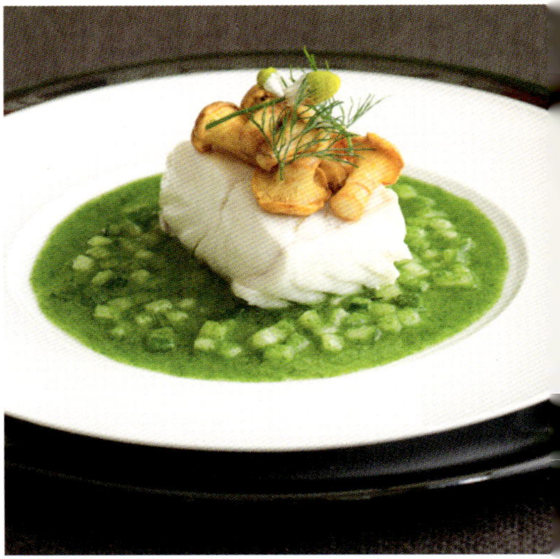

Heilbutt mit Gurken, Kräuteröl und Eierschwammerl

Ein Klassiker von Kurt Gutenbrunner im Restaurant „Wallsé".

Zutaten für 4 Portionen:

Für die Gurken:

1 ½ Salatgurken (300 g) mit Schale, in Würfel geschnitten
Saft von ½ Gurke (mit dem Entsafter)
½ Zitrone oder Gurkenessig – Hauptsache etwas Säure

Für den Fisch:

150 g Fischfilet pro Person, statt Heilbutt passen auch Kabeljau oder Lachs
1 EL Traubenkernöl und 1 EL Olivenöl
2 EL Weißwein oder Wasser
Salz, Pfeffer

Für die Zwiebeln:

2 mittelgroße Zwiebeln
Alufolie

Für das Knoblauchpüree:

100 g geschälter Knoblauch, grob geschnitten
5 EL Sonnenblumenöl

REZEPT

Für das Kräuteröl:

40 g Basilikumblätter (Alternative: Dill, Rucola, Schnittlauch)
100 g Traubenkernöl
1 Prise Salz

Für die Eierschwammerl:

200 g Eierschwammerl
1 EL Sonnenblumenöl
Salz und Pfeffer

UND SO GEHEN DIE ZWIEBELN:
Die Zwiebeln in Alufolie einwickeln und im Ofen bei ca. 220° C rösten, bis sie ganz weich sind (ca. 1 Stunde). Zwiebeln abkühlen lassen, schälen und im Standmixer zu Püree verarbeiten. Kalt stellen oder in Eiswürfelbehältern einfrieren.

UND SO GEHT DAS KNOBLAUCHPÜREE:
Knoblauchzehen bei mittlerer Hitze in einem kleinen Topf in Sonnenblumenöl kochen, bis der Knoblauch weich ist. Auf diese Weise zeigt der Knoblauch seine süße Seite. Kurz zur Seite stellen und in einem Standmixer zu einem Püree verarbeiten.

UND SO GEHT DAS KRÄUTERÖL:
Wenn wir ohne tierisches Fett (Butter und Schlagobers) kochen wollen, verwenden wir Kräuteröle als Geschmacksträger. Du kannst verschiedene Kräuter-Öl-Mischungen ausprobieren. Und die kann man auch vorbereiten: Kräuter, wir nehmen hier Basilikumblätter, Traubenkernöl und 1 Prise Salz, im Standmixer pürieren. Wichtig: Das Öl immer kalt stellen, damit es seine supergrüne Farbe behält.

UNSER TIPP: Wir bereiten immer größere Mengen an Kräuterölen und Gemüsepürees vor und frieren sie in Eiswürfelbehältern ein. So kannst du stressfrei mit den Bestandteilen Gemüsesaft, Gemüsepüree und Kräuterölen schnell eine schmackhafte Sauce, Suppe oder ein Dressing zubereiten.

GLEICH GEHT'S ZU TISCH – DER FISCH SCHWIMMT SCHON:
Den Fisch mit Salz und Pfeffer würzen. 2 EL Weißwein (oder Wasser) sowie 1 EL Traubenkernöl und 1 EL Olivenöl in eine große Pfanne geben. Den Fisch dazulegen und darin wenden. Bei 190° C 10 Minuten im vorgeheizten Ofen garen.

DIE EIERSCHWAMMERL:
Sonnenblumenöl in einer großen Pfanne erhitzen. Die Eierschwammerl dann 3–4 Minuten garen, bis die Flüssigkeit verkocht ist. Zwischendurch immer wieder umrühren. Mit Salz und Pfeffer würzen.

DAS GEMÜSE IST AUCH GLEICH FERTIG:
Die klein geschnittene Gurke und den Gurkensaft in einem kleinen Topf vermischen, 2 EL von unserem Knoblauchpüree und 3 EL Zwiebelpüree dazugeben und kurz aufkochen. Zum Schluss mit dem Kräuterpüree und dem Saft einer halben Zitrone, Salz und Pfeffer abschmecken. Fertig! Die Gurken-Gemüsebeilage nicht mehr kochen lassen, damit sie die schöne grüne Farbe behält.

ANRICHTEN: Gurken und Sauce auf die Teller verteilen. Den Fisch auf das Gemüsebett legen und mit den Eierschwammerln garnieren. Übrigens: Wir essen auch gerne ein paar Salzkartoffeln dazu.

WASSER LÄSST IDEEN SPRUDELN

Ich stelle mir immer eine Wasserflasche oder einen Wasserkrug auf den Schreibtisch, damit ich nicht vergesse, genug zu trinken. Ausreichend zu trinken, ist genauso wichtig, wie „richtig" zu essen. Erwachsene bestehen zur Hälfte oder mehr aus Wasser. Wasser verdünnt das Blut und sorgt dafür, dass das Gewebe besser durchblutet wird. Und es versorgt die Organe mit Nährstoffen. Ohne Flüssigkeitsnachschub können Gehirn und Konzentrationsfähigkeit nachlassen. Und es können Kopfschmerzen entstehen.

Wie viel sollte ich trinken?

Die Faustregel lautet: maximal ¼ Liter pro Viertelstunde. Mehr kann der Darm nicht aufnehmen. Eine Zeit lang nichts zu trinken und dann einen Liter in sich „hineinzuschütten", nützt also herzlich wenig, da unser Körper das Wasser dann nicht verarbeiten kann. Denn das „rinnt einfach durch", vereinfacht gesagt.

Über den Tag verteilt sollten wir ungefähr 2,5 Liter Wasser trinken. Bei Hitze oder Sport sollte es mehr sein. Übrigens: Über die Nahrung nehmen wir auch Flüssigkeit auf und Suppen zählen ebenfalls als Flüssigkeit.

Was ist der ideale Durstlöscher?

Das kann Wasser sein, aber auch gespritzte Fruchtsäfte, Früchte- oder Kräutertees eignen sich gut. Besonders Mineralwasser ist wegen seines Magnesiumgehalts zu empfehlen. Gut ist ein Magnesiumwert zwischen 10 und 50 mg pro Liter. Denn wenn wir uns stark konzentrieren müssen, verbraucht unser Gehirn wesentlich mehr Magnesium, als wenn wir entspannt sind. Ob stilles Wasser oder Wasser mit Kohlensäure besser ist, lässt sich nicht pauschal sagen. Manche lieben das Sprudelwasser. Es kann auch verdauungsfördernd wirken. Andere haben einen empfindlichen Magen, vertragen möglicherweise die Kohlensäure nicht und bekommen Blähungen. Also jeder, wie er will. Ich trinke gern stilles Wasser. Das tut meinem Magen gut. Und ich finde es prima beim Sport oder nachts.
Wer gerne Abwechslung hat, kann auch Wasser mit frischen Fruchtsäften oder Kräutern versetzen. Sehr erfrischend ist folgende Variante:

REZEPT **Wasser mal anders – erfrischend mit Grapefruit-Geschmack**

Zutaten:
1 l Wasser/Mineralwasser nach Geschmack
1 Grapefruit ausgepresst
1 Zweig Rosmarin (wirkt entspannend und verdauungsfördernd)

Kapitel 17

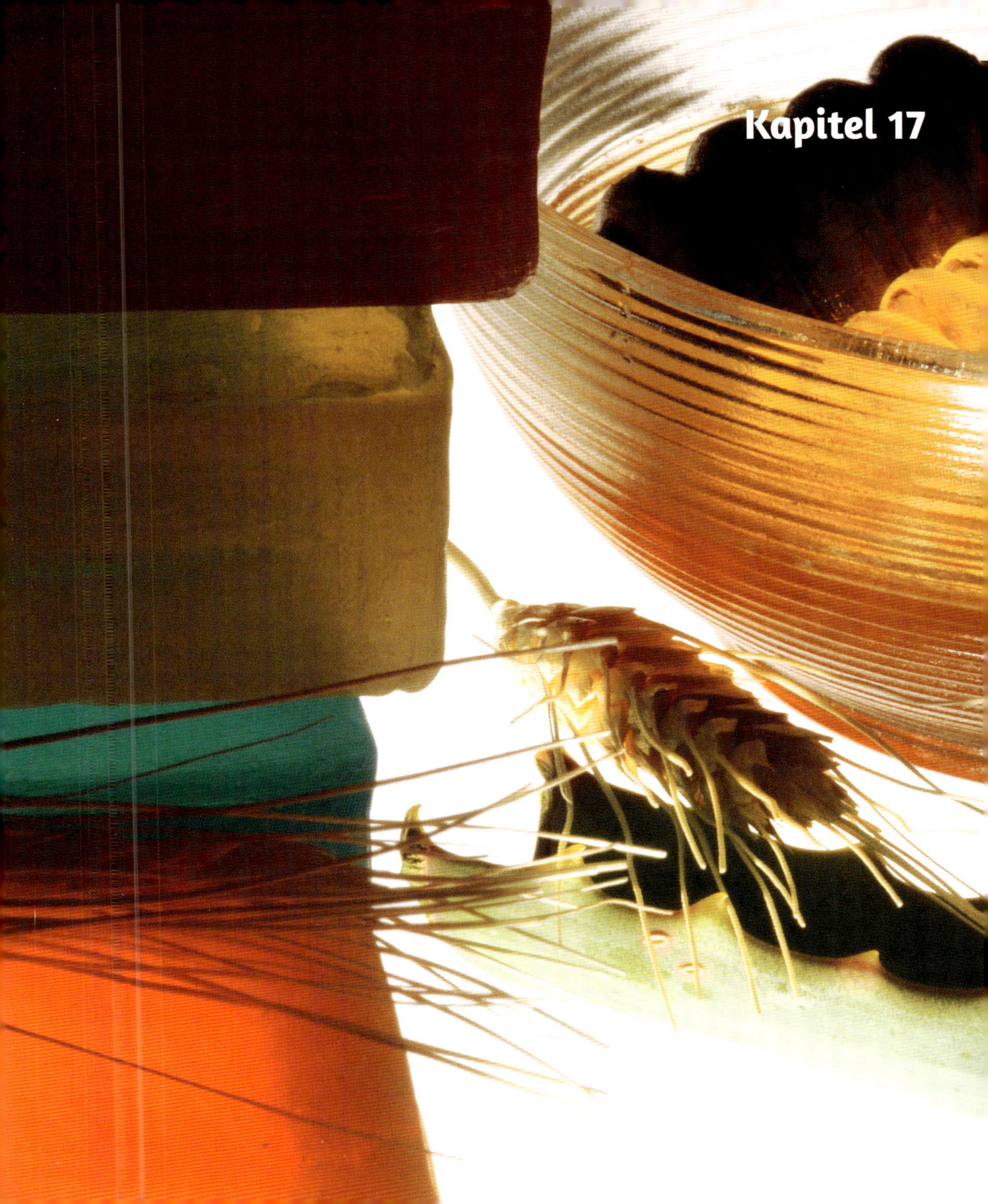

Stressfrei durch den Tag! Spezialtipps für morgens und abends

Um gegen Stress gewappnet zu sein, müssen wir alte Gewohnheiten ablegen und uns eine neue Routine zulegen. Besonders wichtig sind der Start in den Tag und die Vorbereitung auf einen erholsamen Schlaf. Ich habe daher Tipps für den Morgen und den Abend zusammengestellt, die dir helfen, den Tag fit zu beginnen und dich abends so richtig zu entspannen.

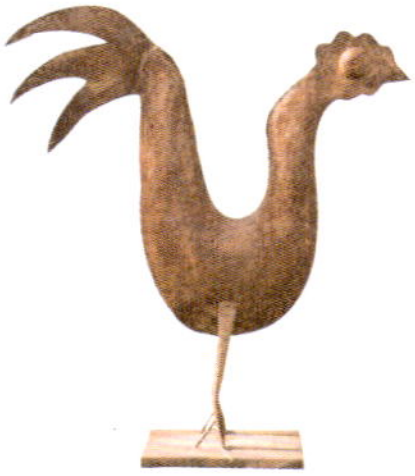

„Wähle deine Gedanken!"

Guten Morgen!

Oft klingelt der Wecker in der Früh und wir springen aus dem Bett, schalten schlaftrunken die Kaffeemaschine ein und drehen die Dusche auf. Das Hamsterrad dreht sich bereits in den ersten Minuten des neuen Tages. Das muss nicht sein! Mit der richtigen Aufstehtechnik und ein paar Übungen können wir das ändern. Ein paar davon können wir noch ganz gemütlich im Bett machen. Ich zeige sie dir in diesem Kapitel. Eine Morgenroutine kann dir helfen, gesund und happy in den Tag zu starten. Du tust etwas für deinen Rhythmus. Und du hast ein gutes Gefühl, wenn du schon in der Früh etwas für dich gemacht hast.

Das ist ein neuer Tag!

Stelle den Wecker ein paar Minuten früher und gehe zuerst einmal in dich, anstatt gleich aus dem Bett zu springen und das Radio aufzudrehen. Wo es einen Stau gibt, bekommst du noch früh genug mit! Widerstehe der Versuchung, gleich Nachrichten am Handy zu checken. Nutze die Zeit für dich, während du noch ein paar Minuten im Bett liegen bleiben kannst. Schau mal, wie es dir heute geht. Fühlt sich in deinem Körper alles okay an? Die ersten Gedanken sind die wichtigsten in der Früh. Mit jedem Gedanken, den wir haben, können wir unsere Zukunft neu erschaffen. Lege eine Hand auf die Brust und eine Hand auf den Bauch. Atme in deine Hände. Diese Haltung erinnert daran, wie wir als Babys von unseren Eltern an die Brust gehalten wurden.

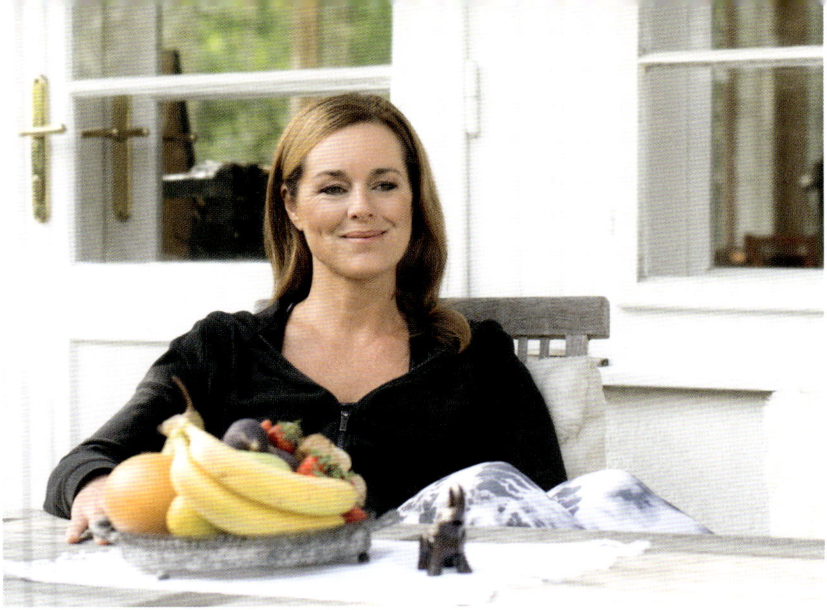

Lass Dankbarkeit durch deinen Körper fließen. Lass den Zorn, den Groll, Schuldgefühle und Rachegedanken, die dir vielleicht gleich nach dem Aufwachen in den Sinn kommen, los. Entscheide dich für positive Gedanken, für einen neuen, frischen Start in den Tag. Atme tief ein und aus. Fühle, wie sich der Bauchnabel hebt und senkt. Nimm mindestens drei tiefe Atemzüge. Wähle deine Gedanken. Oft dreht sich in unserem Kopf alles nur um das Negative. Und wir wachen schon mit Ärger auf. Die unfaire Situation in der Arbeit, die Kinder, die nicht mithelfen, die To-do-Liste, die uns schon beim Aufwachen erschlägt und verzweifeln lässt. Wir stecken in einem Gedankenstrudel fest. Die „Muss"-Gedanken" machen uns nur unnötig das Leben schwer. Oft sind sie mit Schuldgefühlen und Wut verbunden und führen dazu, dass wir am liebsten im Bett liegen bleiben würden. Es macht einen großen Unterschied, ob du denkst: „Ich muss heute das und das erledigen" oder „Ich erledige heute das und das." Oder „Ich möchte heute das machen." Das klingt doch gleich ganz anders, oder? Mit den Worten ändert sich auch unsere Haltung. Und wenn wir unseren Tag mit Dankbarkeit beginnen, kann sich alles ändern. Wir haben bereits einige Pläne für diesen Tag. Wir können abschätzen, was uns ungefähr erwartet. Im Grunde wissen wir jedoch nicht, wie der Tag enden wird. Positive Überraschungen und Abenteuer, schöne Momente und Begegnungen können unseren Tag prägen. Wer weiß? Studien haben gezeigt, dass Dankbarkeit unsere Gesundheit verbessern kann, die Stressresistenz erhöht und den Optimismus fördert. Es hilft auch, aufzuschreiben, wofür wir dankbar sind. Es schenkt uns inneren Frieden. Hier ist ein Beispiel, was ich mir bewusst durch den Kopf gehen lasse, nachdem ich morgens aufwache: „Ich bin dankbar, dass ich gesund bin, dass es mir gut geht. Dass ein neuer Tag vor mir liegt, mit neuen Chancen und Möglichkeiten. Ich bin dankbar, dass ich die Liebe meines Lebens gefunden habe. Ich liebe und akzeptiere mich, so wie ich bin." Diese einfache gedankliche Übung hilft uns, uns selbst und unsere Umwelt für den Rest des Tages positiv wahrzunehmen.

Überlege dir am besten dein persönliches Mantra.

Wofür bist du dankbar?

____

____

____

____

____

Übungen für einen guten Morgen

Ich habe ein paar Übungen zusammengestellt, die ich in der Früh gerne mache. Sie stärken mich für den Tag und machen mich fit. Manche kannst du sogar noch vor dem Aufstehen im Bett machen. Es lohnt sich, den Wecker ein paar Minuten früher läuten zu lassen.

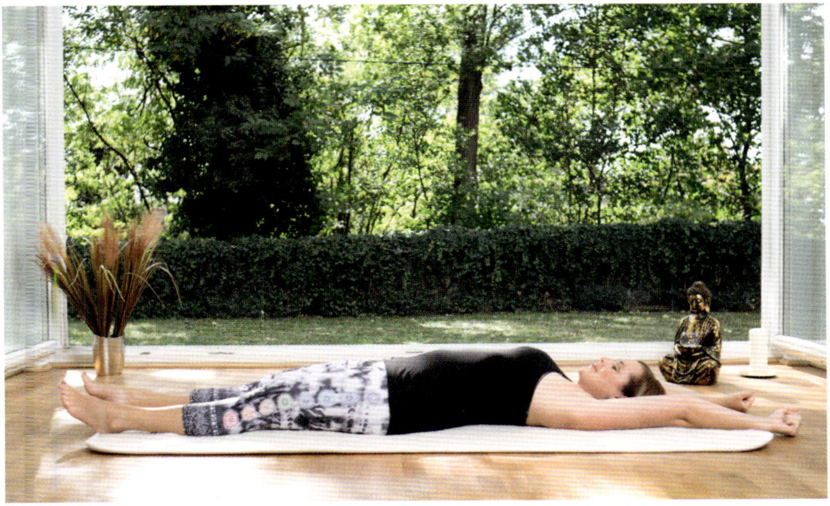

ÜBUNG

Strecken und Recken – das tut wirklich gut!

Strecke dich genüsslich, mache dich ganz lang, strecke die Arme nach hinten aus. Strecke die Zehen. Fühle in deinen Körper hinein. Fühlst du dich wohl? Ist alles ok? Drückt irgendwo etwas? Wenn du Verspannungen spürst, atme in diesen Bereich hinein. Und lass los. Oder roll dich noch einmal zusammen wie eine Katze. Bewege deinen Körper, wie es sich gerade gut für dich anfühlt. Und gähne richtig herzhaft. Spüre, wie sich der Sauerstoff über die Blutbahnen im Körper verteilt.

„Strecken und Recken" ist auch eine großartige Übung für zwischendurch. Einfach einmal aufstehen und dehnen. Den Körper richtig in die Länge ziehen. Hat jemand etwas von Verspannungen gesagt? Welche Verspannungen?

WIRKUNG: Über Nacht läuft vieles in unserem Körper auf Sparflamme. Der Körper ist durch die lange Ruheposition in der Früh steifer. Die Bandscheiben wollen bewegt werden. Strecken und Recken ist wie ein natürlicher Muntermacher. Die Muskeln beginnen zu arbeiten. Der Kreislauf kommt in Schwung. Der Slogan unter Physiotherapeuten lautet übrigens: Die beste Haltung ist immer die nächste.

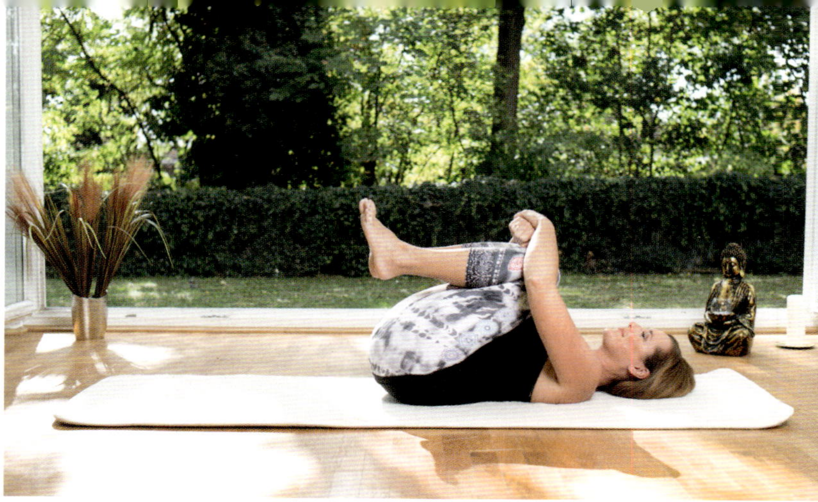

ÜBUNG

Knie umarmen

Bleibe auf dem Rücken liegen. Ziehe einatmend beide Knie sanft zur Brust und umschließe sie mit beiden Armen. Atme lang und tief in den unteren Rücken. Strecke ausatmend die Beine wieder aus. Sollte das mit dem Umarmen heute nicht funktionieren, kannst du die Knie auch in den Kniekehlen halten. Bleibe in der Position, solange es dir guttut. Und dann strecke ausatmend die Beine wieder aus.

WIRKUNG: Diese Übung kann dazu beitragen, Ängste und Nervosität loszulassen. Und sie gibt dir das Gefühl, in deiner Mitte zu sein. Lächle in den neuen Tag, während du diese Übung machst.

ÜBUNG

Dehnen

Ziehe einatmend dein linkes Knie zur Brust und lass es über das rechte Knie langsam nach rechts auf die Matte sinken. Der linke Arm ist nach links ausgestreckt, der Kopf schaut nach links. Schultern und Hüfte bleiben, wenn möglich, liegen. Atme lang und tief in den unteren Rücken. Mit der nächsten Einatmung bringe das Knie wieder zur Brust. Atme aus und strecke das linke Bein aus. Dann wiederhole die Übung auf der anderen Seite: Atme ein und zieh das rechte Knie zur Brust und dehne das Bein auf die linke Seite. Der Kopf schaut gegengleich auf die rechte Seite.

WIRKUNG: Die Drehungen bringen die Verdauung und den Energiefluss in Schwung. Die Übung dehnt die Wirbelsäule und weckt sie auf. Der Brustkorb und die seitliche Rumpfmuskulatur werden ebenfalls gedehnt.

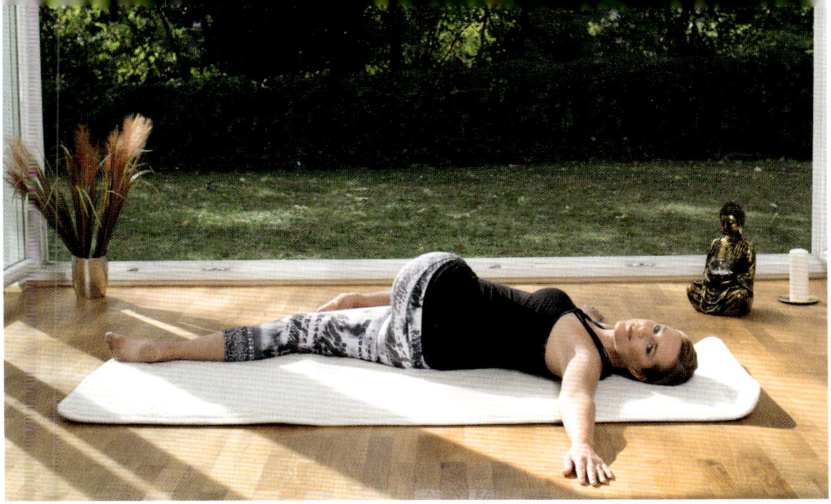

Nie wieder mit dem „falschen Fuß“ aufstehen

ÜBUNG

Setze dich auf und stelle beide Füße bewusst auf den Boden. Spüre die Sohlen deiner Füße am Boden. Atme ein. Stelle dir vor, dass der Atem durch deine Füße fließt. Von unten nach oben. Du atmest positiven, frischen Atem ein. Neue Energie fließt durch deine Beine, deinen Oberkörper. Du verbindest dich wie ein Baum mit der Erde. Atme weiter durch die „Fußsohlen" und stelle dir vor, dass du gut und fest im Boden und auf dieser Welt verankert bist.

Nimm noch einen tiefen Atemzug. Das ist eine Übung, die du auch vor schwierigen Gesprächen machen kannst. „Erde dich", bevor du die Tür aufmachst und in ein Meeting gehst. Wenn wir geerdet und tief verwurzelt sind, dann können wir auch den Stress des täglichen Lebens besser und leichter aushalten. Das ist wichtig, denn wir leben in einer Zeit, die offenbar nur noch aus Herausforderungen, Abgabeterminen und Informationsüberfluss besteht. Wir bleiben stark. Egal, womit oder mit wem wir es zu tun haben. Wir stehen mit beiden Füßen fest im Leben. Genieße den neuen Tag.

Wenn du morgens etwas mehr Zeit hast, suche dir noch ein paar Übungen aus Kapitel 7, „Vergiss Rückenschmerzen", aus oder mache eine Runde Cardiotraining.

Morgens im Bad

Eine Wechseldusche ist ein absoluter Turbokick. „Wasserdoktor" Kneipp lässt grüßen. Auch wenn allein der Gedanke an kaltes Wasser, vor allem in der Früh, für Kopfschütteln sorgt: Wechselduschen erfrischt Körper und Geist. Wie das geht? Mit angenehm warmen Wasser beginnen. Dann kühles bis kaltes Wasser fließen lassen und von unten nach oben abduschen. Du schaffst das! Am rechten Fuß außen beginnen, hinauf bis zur Hüfte. Du kannst auch einen Schrei loslassen. Dann den Wasserstrahl auf der Innenseite wieder nach unten fließen lassen. Und auf geht's zur linken Seite! Wenn du mit den Beinen fertig bist, beginne bei der rechten Hand hinauf bis zur Schulter. Und von der Achsel auf der Innenseite wieder zurück zur Hand. Das Gleiche auf der linken Seite. Wechsle mehrmals zwischen warmem und kaltem Wasser. Das macht richtig frisch und regt die Durchblutung der Haut an.

Shake it, Baby!

„Ein morgendliches Fitnessritual kann Wunder wirken.

Starte mit ein paar Übungen körperlich und geistig fit in den Tag!"

Manchmal drehe ich morgens laut Musik auf und tanze beim Frühstück-Machen in der Küche. Das weckt auf und hebt die Laune. Du kannst dabei auch die Arme, Hände, Beine und den Kopf ausschütteln. Die Chinesen machen das auch, um die Energie im Körper wieder in den natürlichen Fluss zu bringen. Sie sagen: „Schüttle Krankheiten und Sorgen einfach ab."

Schwung in den Körper bekommst du auch mit ein paar Drehungen. Breite dafür die Arme zur Seite aus und drehe dich mit der Ausatmung im Uhrzeigersinn um die eigene Achse. Komm zum Stehen und senke die Arme wieder. Diese Übung stärkt auch den Gleichgewichtssinn und die Balance. Und wenn du Lust hast, lege einen deiner Lieblingssongs dazu auf.

In der Küche beim Frühstück

Iss etwas, bevor oder während du deinen ersten Kaffee trinkst. Auf nüchternen Magen kann dich Kaffee mehr stressen als nötig, warnen Experten. Die Röststoffe regen die Magensäurebildung an, so die Ernährungsberaterin Ute Brink.[19] Das kann zu Sod- und Magenbrennen führen. Darüber hinaus werde durch Kaffee mehr Cortisol ausgeschüttet. Der Stresshormonpegel ist aber morgens ohnehin schon sehr hoch. Bei zusätzlichem Kaffeegenuss auf nüchternen Magen dauert es entsprechend länger, den Pegel wieder zu normalisieren. Der Cortisolspiegel ist zwischen sechs und acht Uhr morgens am höchsten und sinkt tagsüber kontinuierlich ab, bis er zwischen Mitternacht und vier Uhr morgens die niedrigsten Werte erreicht.

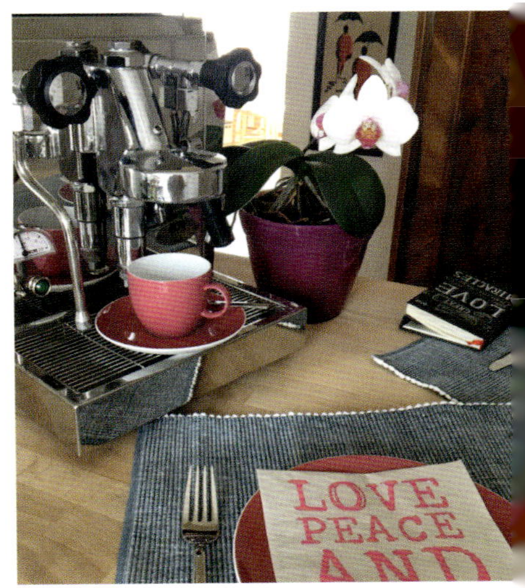

Dieses Buch ist mitten im Hochsommer in Manhattan entstanden, teilweise bei mehr als 30 Grad im Schatten und 100 Prozent Luftfeuchtigkeit. Ich habe festgestellt, dass es einen großen Unterschied macht, ob ich meine Yogaübungen morgens mache oder nicht. Wenn ich einmal nichts gemacht habe und gleich ans Werk gegangen bin, waren drei Espressi im Laufe des Tages normal. Aber so richtig fit war ich trotzdem nicht. Im Gegenteil: Der Kaffee hat mich bei der Hitze noch mehr zum Schwitzen gebracht. An Tagen, an denen ich vor der Arbeit stärkende Übungen gemacht habe, war deutlich weniger Kaffee nötig. Ein Espresso hat vollkommen ausgereicht, bis spät in die Nacht hinein. Ich hatte nicht einmal das Verlangen nach mehr. Und auch weniger Gusto auf Süßes.
Tipps für ein gesundes Frühstück findest du im Kapitel 16, „Du bist, was du isst".

Schlaf gut – Tipps für eine gute Nacht

Der Tag geht zu Ende. Sanft ausklingen lassen und loslassen? Entspannt, ruhig und zufrieden einschlafen? Ja, genau das will ich! Und das ist wichtig: Nur mit einem guten, erholsamen Schlaf sind wir am nächsten Tag wieder fit und leistungsfähig. Mit einer Abendroutine befreien wir uns vom Stress des Tages und machen uns bereit für die Nacht. Auch unser Gehirn braucht ausreichend Schlaf und Ruhe.
Wenn möglich, sollten wir immer zur gleichen Zeit schlafen gehen und jede Nacht gleich viel schlafen. Für viele von uns sind sieben bis acht Stun-

den ausreichend. Das ist aber individuell komplett verschieden. Wichtig ist, dass wir uns am nächsten Morgen ausgeschlafen und erholt fühlen.

Nur ein Gläschen

Manchmal neigen wir dazu, den Ärger des Tages mit Alkohol runterzuspülen. Alles betäuben, den Motor drosseln und das Gedankenkarussell abschalten. Relaxen und nicht an morgen denken. Klingt wunderbar und ziemlich einfach. Das Problem dabei ist: Wenn der Alkohol erst einmal verarbeitet ist, stimuliert er uns eher, als dass er uns beruhigt. Wir schlafen schlecht und stehen am nächsten Tag gerädert auf der Matte. Daher: Lieber weniger, am besten zum Essen, oder gar keinen Alkohol trinken.

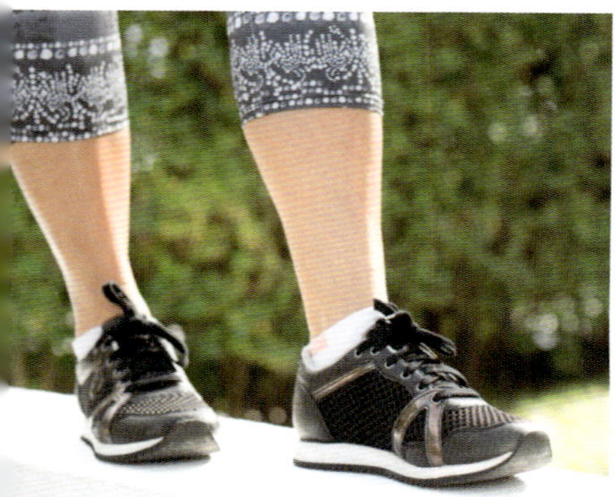

Bewegung

Wer den Tag über viel sitzt oder steht und nicht zum Bewegen kommt, sollte seinem Körper zumindest nach der Arbeit etwas Gutes tun. Eine lockere Laufeinheit oder ein paar Übungen reichen aus und ersparen einem das Fitnessstudio. Die Übungen sollten möglichst die großen Muskelgruppen des Körpers trainieren. Dazu zählen die Beine und das Gesäß, der Rücken und der Bauch sowie Brust, Arme und Schultern. Zum Beispiel die gute alte Kniebeuge oder Liegestütz – einfache Übungen mit viel Wirkung. Du kannst aber auch eine Entspannungstechnik wie etwa Yoga oder ganz einfach einen Spaziergang an der frischen Luft machen.

Durch einen Abendspaziergang kannst du dich von den Erlebnissen des Tages, vom Job, aber auch von privaten Erlebnissen distanzieren. Dein Körper wird besser durchblutet. Das Gehirn wird vermehrt mit Sauerstoff versorgt. Atme lang und tief durch die Nase ein. Spüre, wie die frische Luft durch deinen Körper fließt und sich ausbreitet. Und atme länger aus als ein. Du kannst dabei auch die negativen Gedanken und Gefühle, die sich eventuell während des Tages angesammelt haben, bewusst durch den Mund ausatmen.

Lass deine Ängste gehen, entspanne und erhole dich und schöpfe neue Kraft. So kannst du auch deine Freizeit besser genießen.
Oder hast du einen verrückten Tag hinter dir? Fühlst dich ausgelaugt? Dann mach zum Beispiel die Dehnung von den Morgenübungen (siehe Seite 154–155)! Die Übung ist super, um den Tag ausklingen zu lassen. Sie kann helfen, Stress abzubauen, und bringt dich wieder in Balance. Und sie entspannt und stärkt so ganz nebenbei auch die Rückenmuskeln.

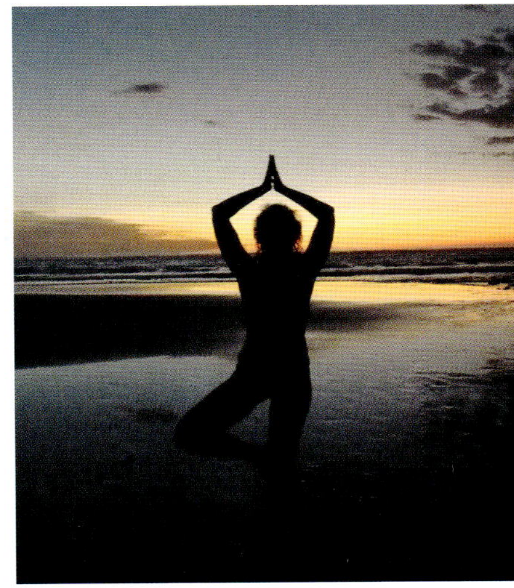

Entspannend finde ich zum Beispiel auch den „Hund" oder die „Kindhaltung" (siehe Kapitel 7, „Vergiss Rückenschmerzen"). Diese Haltungen mache ich noch bis zu einer halben Stunde vor dem Schlafengehen.

Tauch mal unter

Lass dir ein heißes Bad ein, nicht mehr als 38 Grad, und lass alles davonschwimmen. Das warme Wasser sorgt dafür, dass die Blutgefäße weiter werden. Der Blutdruck sinkt. Du wirst müde. Ätherische Öle können so ein Vollbad noch angenehmer machen.
Bade nicht länger als 15–20 Minuten, sonst trocknet die Haut zu stark aus. Mit einem flauschigen Badetuch nur trocken tupfen und eincremen. Die Haut ist unser größtes Organ und will gepflegt werden. Und dann ab ins Bett.
Auch eine Dusche hilft, den Stress und Ärger des Tages loszuwerden. Stell dir dabei bildlich vor, wie du den ganzen Ärger einfach abwäschst.

Journaling

Der Stress des Tages sollte eigentlich aus dem Schlafzimmer draußen bleiben. Doch manchmal drehen sich unsere Gedanken auch noch weiter, wenn das Licht schon längst aus ist. Da hilft nur, die Reset-Taste im Kopf zu drücken. Eine Methode dafür ist „Journaling": Schreibe alles in ein Notizbuch, was du loswerden willst. Tagebuchschreiben war gestern – „Journaling" ist heute! Keine Sorge, hier geht es nicht darum, den Pulit-

zer-Preis zu gewinnen, sondern ganz einfach um dich. Um deine Gefühle, deine Träume, dein Leben. Um das, was aus deinem Kopf soll, damit er leichter wird. Schreiben kann Blockaden beseitigen. Manchmal wird einem erst etwas klar, wenn man es aufschreibt. Wir können damit auch unseren Stress reduzieren, Ärger, Traurigkeit oder andere schmerzhafte Emotionen herauslassen. Und uns werden unsere Gefühle bewusst, die wir so oft im Zaum halten. Gefühle können sich auch verändern. Wir verstehen uns und andere vielleicht ein bisschen besser und bekommen neue Perspektiven. Wir sehen aber auch klarer, wer oder was uns nicht guttut. Was wir in Zukunft nicht mehr wollen. Also: Nimm dein Leben und einen Stift in die Hand und los geht's. Wie? Lass alles auf das Papier fließen. So, wie es gerade kommt. Achte nicht auf Rechtschreibfehler, es gibt hier keine Regeln. Dein Journal bewertet dich nicht. Es ist dein Freund. Und vielleicht die günstigste Therapiemethode überhaupt.
MEIN TIPP: Fünf Minuten pro Tag reichen. Ein kleines Notizbuch kannst du überallhin mitnehmen. Und du wirst sehen, dass das Schreiben mit einem Stift viel befreiender ist als am Computer.
Du kannst aber auch gleich diese Vorlage dafür nutzen.

Der Tag ist vorbei

Nimm dir vor dem Einschlafen ein paar Minuten Zeit und beantworte folgende Fragen:

Wie war dein Tag heute?

___

Wie fühlst du dich?

___

War dein Zeitplan okay?

___

Was hat nicht funktioniert?

___

Hast du zwischendurch mal tief Luft geholt und lang und tief geatmet?

Konntest du dir Zeit für dich selbst nehmen?

Was hast du in dieser Zeit gemacht?

Was war heute positiv? Was waren deine drei Highlights?

Warum sind sie geschehen?

Wofür bist du dankbar?

Was hättest du gern?

Verzeihen bringt Energie und inneren Frieden

„Dieser miese Kerl!", „Diese Ungerechtigkeit!", „Warum geht der nur so mit mir um? Das habe ich echt nicht verdient!" Oft denken wir an negative Erfahrungen, die wir tagsüber gemacht haben, auch noch beim Einschlafen. Und weil unser Verstand manchmal ein kleines Biest sein kann, quälen uns bestimmte Gedanken immer wieder. Und wir können uns richtig hineinsteigern in diese Ungerechtigkeiten. Wir haben vielleicht den Wunsch, es dem anderen heimzuzahlen, uns zu rächen. Doch wenn wir voller Groll und Bitterkeit oder Rachegefühle sind, bestrafen wir uns in erster Linie selbst. Du vergiftest dich regelrecht mit dem Hass. Die andere Person hat das vielleicht ganz anders gesehen und weiß gar nicht, dass du dich ärgerst. Vielleicht schreibst du stattdessen die Erlebnisse auf, die dich ärgern. Vielleicht sagst du der betreffenden Person aber auch direkt, was dich nervt. Wichtig ist, dass du jetzt die negativen Gefühle loslässt. Wenn du verzeihst, kannst du dich frei und unbeschwert fühlen. Du kannst die Energie für etwas anderes, Positives nützen.

„Lerne zu vergeben – sowohl anderen als auch dir selbst!“

Verzeihen hat nichts mit Schwäche zu tun, sondern mit Stärke. Und Verzeihen heißt nicht, dass du vergessen musst. Du musst es auch nicht gut finden, was andere machen. Es heißt lediglich, dass du dich von deinen negativen Gefühlen befreist und dadurch weniger Stress hast und dich erholen kannst. Denn deine Freizeit ist wichtig. Und da sollst du neue Kraft schöpfen können. Kränkungen verzeihen und vergeben können, ist wichtig für unser seelisches Wohlbefinden.

Wie kann ich verzeihen?

* Atme tief durch die Nase ein und durch den Mund aus.
* Atme ein und erinnere dich an den Vorfall, der dich ärgert. Atme aus.
* Atme ein und rufe dir in Erinnerung, wie du dich in diesem Moment gefühlt hast. Atme aus.
* Atme ein und vertausche die Rollen: Versuche dich in die andere Person hineinzuversetzen. Wie kann die Sache aus seiner/ihrer Perspektive aussehen? Atme aus.
* Atme ein und vergib der anderen Person und dir selbst. Atme aus.
* Atme ein und lass das Ereignis, den Moment los.

Entspannungsübungen vor dem Schlafengehen

ÜBUNG

Atemübung für einen erholsamen Schlaf

Langes, tiefes Atmen vor dem Schlafengehen kann sehr entspannend sein. Mache es dir gemütlich. Lege dich hin oder setze dich mit gekreuzten Beinen in die einfache Haltung. Der Rücken ist gerade. Die Schultern sind entspannt. Lege deine Hände in den Schoß. Schließe deine Augen. Atme lang und tief durch die Nase ein und aus. Mit jeder Ausatmung atmest du auch Anspannung aus.

Schließe die Augen. Spüre, wie sich dein Bauchnabel hebt und senkt. Jetzt ist der Augenblick, in dem nur die Atmung zählt. Du musst nichts mehr tun. Der Tag geht zu Ende. Egal, ob er gut oder schrecklich war. Die Erfahrungen sind vorbei. Du musst jetzt nichts mehr leisten. Lass die Arbeit da, wo sie hingehört. Lass alles los. Lass auch in deinem Bauch los. Entspanne deinen Kiefer, dein Gesicht. Genau. Das Letzte, was wir vor dem Einschlafen tun oder denken, nehmen wir mit in den Schlaf. Deshalb sollten die letzten bewussten Gedanken positiv sein. Wenn es noch Wut, Groll oder Bitterkeit gibt, löse dich jetzt davon. Wenn es noch Selbstvorwürfe, Neid oder Angst gibt, löse dich jetzt davon. Gefühle vergehen. Deine Gedanken kannst du selbst wählen. Entscheide dich für positive Gedanken.

Es gibt verschiedene Möglichkeiten, sich noch mehr zu entspannen und Frieden zu finden.

- Atme ein und denke beim Ausatmen an deinen Lieblingsort. Beispiel: Atme ein – atme aus und denke „Meer".
- Verteile dein persönliches Mantra auf die Ein- und Ausatmung. Beispiel: Atme ein und denke „Ich liebe und akzeptiere mich", atme aus und denke „so, wie ich bin".

Meditation

Eine kurze Meditation deiner Wahl vor dem Schlafengehen besänftigt das Gedankenkarussell und entspannt den Geist. Denn alles, was wir nicht bearbeiten oder auflösen, arbeitet über Nacht in unserem Unterbewusstsein.

Body Scan

ÜBUNG

Mache eine kurze Reise durch deinen Körper. Schau, ob alles okay ist, ob noch ein Teil angespannt ist und ob du die Anspannung durch deine Aufmerksamkeit und den Atem lösen kannst.

Lege dich auf den Rücken. Die Arme liegen neben dem Körper, die Handflächen zeigen nach oben. Atme tief durch. Schließe die Augen. Lass deinen Körper in die Unterlage sinken. Die Beine und Arme sind schwer. Achte auf die Atmung, wie sich der Bauchnabel hebt und senkt. Atme durch die Nase ein und durch den Mund aus. Lass alles los, was dich belastet.

Und dann lass deine Aufmerksamkeit zum rechten Fuß wandern. Atme ein und entspanne die Zehen, den ganzen Fuß, den Knöchel. Entspanne dein ganzes rechtes Bein, die Hüfte, den Brustkorb. Die Schulter. Entspanne die rechte Hand. Die Finger der rechten Hand. Den ganzen rechten Arm.

Konzentriere dich auf den linken Fuß. Die Zehen des linken Fußes, den Knöchel. Entspanne das ganze linke Bein. Die linke Hüfte, den Brustkorb. Die linke Schulter, die linke Hand, die Finger. Entspanne den ganzen linken Arm.

Lass auch im Rücken ganz los. Im unteren Rücken, im mittleren Rücken, im oberen Rücken. Entspanne die Schulterblätter. Den Nacken, den Kopf. Die Stirn, Wangen, Lippen. Schau auch, ob dein Kiefer noch angespannt ist. Die Zunge. Dieses entspannte Gefühl breitet sich über dein ganzes Gesicht aus, deinen ganzen Körper. Atme ein und aus und lächle.

ÜBUNG

Angeleitete Meditationen

Manchmal liebe ich es auch, mich einfach nur „berieseln" zu lassen. Das heißt, ich höre eine angeleitete Meditation zum Einschlafen. Auf meiner Homepage unter *www.angelikaahrens.com* findest du eine passende Anleitung. Oder lasse eine Soundmaschine laufen, mit Regentropfen oder Wellenrauschen. Vielleicht nimmst du auch ein paar Geräusche selbst auf, im nächsten Urlaub oder bei einem Waldspaziergang. Oder hör zu, wie Regentropfen romantisch auf das Dach oder ans Fenster prasseln.

Kapitel 18

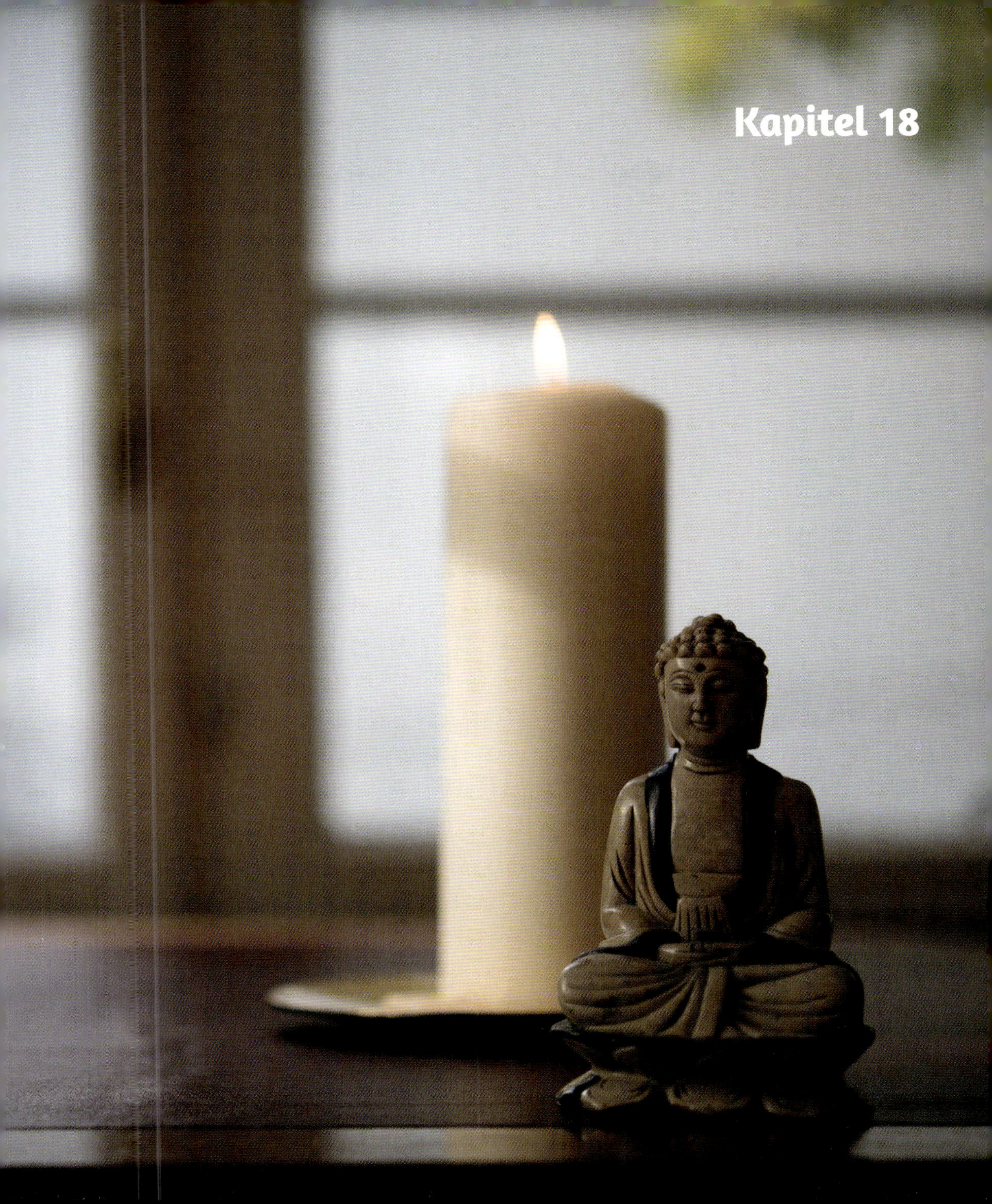

SOS-Tipps gegen Stress auf die Schnelle

So, wie wir mit einer Leberkäsesemmel oder einer Bosna schnell den Hunger stillen, gibt es auch „Fast Food" für Körper und Geist. Übungen, mit denen wir in wenigen Minuten Ärger und Anspannung loswerden können.
Wenn ich das Gefühl habe, dass mir alles zu viel wird, konzentriere ich mich wieder auf das Wesentliche: Schlafe ich genug? Mache ich genug Bewegung? Ernähre ich mich ausgewogen? Bekomme ich genug Sonnenlicht? Bin ich in meinem Rhythmus?

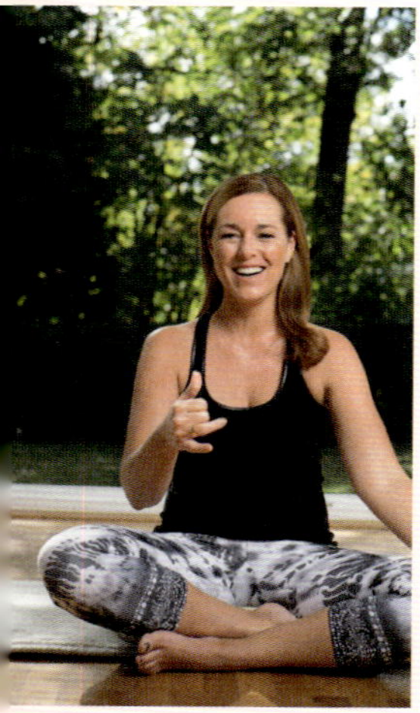

Die wichtigsten Punkte meiner Methode

Bewege dich regelmäßig! Suche dir Übungen, die du jeden Morgen, aber auch zwischendurch oder abends machst. Und die beste Haltung ist immer die nächste. Also verharre nicht zu lange in einer Position, sondern bewege dich, wenn möglich, im Tageslicht.

Der Atem ist mein Anker! Wenn es stressig wird: Atmen kostet nichts und hilft sofort. Atme bewusst lange und tief aus dem Bauch heraus. Spüre, wie sich der Bauchnabel hebt und senkt.

Höre die richtige Musik! Musik kann dich beruhigen oder stimulieren. Erstelle deine eigene Hitliste. 15 Minuten pro Tag können schon hilfreich sein, um Stress abzubauen. Und das nicht nur in Ausnahmesituationen, sondern auch beim Kochen oder auf dem Weg zur Arbeit.

Achte darauf, wann, was und wie du isst! Iss nicht, wenn du gestresst bist. Verdaue zuerst deine Gedanken. Nimm dir Zeit fürs Essen und iss regelmäßig. Trinke ausreichend. Wenn du schnelle Energie brauchst, greife zu Nüssen oder Mandeln anstatt zu Süßigkeiten.

Mit diesen Übungen kannst du überall und jederzeit schnell Stress abbauen

Du musst den ganzen Tag am Schreibtisch sitzen und hast schon einen steifen Rücken?
Zeit für die Katze-Kuh-Bewegung! Diese Übung kannst du auch im Sitzen oder vor dem Schreibtisch stehend machen. Bereit? Atme ein und zieh die Schultern nach hinten. Atme aus und mach einen Rundrücken, wie eine Katze. Vor und zurück.

Deine Schultern sind verspannt und du hast noch so viel zu tun?
Atme durch die Nase ein und zieh beide Schultern gleichzeitig nach oben. Atme durch den Mund aus und lass die Schultern fallen. Damit kannst du gleichzeitig auch Dampf ablassen.

Das Meeting hört und hört nicht auf? Du würdest dich gern bewegen, kannst aber gerade nicht aufstehen?
Wetten, diese leichte Übung merkt selbst im Meeting keiner? Strecke jeweils ein Bein unter dem Tisch aus und hebe es leicht an. Kreise den Fuß in die Uhrzeigerrichtung und dann dagegen.

Du hast gleich ein Meeting, bei dem du glänzen willst? Du musst dich konzentrieren – und zwar jetzt?
Forme mit den Händen ein Dreieck vor der Brust. Nur die Fingerspitzen berühren sich. Atme lang und tief durch die Nase ein und kraftvoll durch den Mund aus. Schließe dabei die Augen und zähle bis 21.

Du brauchst dringend neue Energie?
Mache 1–3 Minuten Feueratem. Atme schnell und rhythmisch durch die Nase ein und aus. Der Bauch geht dabei rein und raus (Siehe Übung S. 99).

In der Arbeit läuft wieder einmal nichts wie geplant?
Gefühle und Gedanken vergehen. Nichts bleibt ewig. Auch der Stress und der Wahnsinn vergehen. Das Mantra „Das geht auch vorbei“ hilft dir, cool zu bleiben.

Quellen

Interviews mit:
Dr. Karl Böhm, Arbeitsmediziner in Wien
Dr. Kenneth Hansraj, MD., Chief of Spine Surgery, New York Spine Surgery & Rehabilitation Medicine
Dr. Ingo Froböse, Sportwissenschaftler und Gesundheitsexperte in Köln
Mag. Karin Flenreiss-Frankl, Psychologin in Wien
Eric Clough, Architekturdesigner in New York
Dr. Peter Poekh, Schulmediziner und Yoga-Therapeut in Mödling
Dr. Richard P. Brown, Atemtechnikexperte in New York
Uni. Prof. Dr. Dr. Thomas Stegemann, Institutsleiter der Musiktherapie an der Universität Wien für Musik und darstellende Kunst

1 Schüring, Joachim: Wie viele Zellen hat der Mensch?, Spektrum.de, 27.07.2003, http://www.spektrum.de/frage/wie-viele-zellen-hat-der-mensch/620672, letzter Zugriff am 03.01.2018.

2–6 Pöppel, Ernst/Beatrice Wagner: Je älter desto besser. Überraschende Ergebnisse aus der Hirnforschung. München: Gräfe und Unzer, 2010, [2]S. 58., [3]S. 49, [4]S. 40, [5]S. 41, [6]S. 55 u. 64.

7 Grönemeyer, Dietrich: Mein Rückenbuch. 2008, zitiert nach Keller, Sabine: Der Rücken. In Balance bleiben. hg. v. Techniker Krankenkasse 2017. https://www.tk.de/resource/blob/2023220/fdffd2b916d0e10bda84ba55bb47fa86/tk-broschuere--der-ruecken--data.pdf, Zugriff 03.01.2018.

8 Cuddy, Amy: Your body language may shape who you are, TED. Ideas worth spreading. 1.10.2012. https://www.ted.com/speakers/amy_cuddy, letzter Zugriff am 03.01.2018.

9 Dominus, Susan: When the revolution came to Amy Cuddy, The New York Times Magazine, 18.10.2017, https://www.nytimes.com/2017/10/18/magazine/when-the-revolution-came-for-amy-cuddy.html, letzter Zugriff am 03.01.2018.

10 Brown, Richard P./Patricia L. Gerbarg: The Healing Power of the Breath. Simple Techniques to Reduce Stress and Anxiety, Enhance Concentration, and Balance Your Emotions. 1. Aufl., Boston, Massachusetts: Shambala 2012, S. 14–23 und S. 143.

11 Li, Qing: Effect of forest bathing trips on human immune function. In: Environmental Health and Preventive Medicine Vol. 15/1 (2010), S. 9–17 https://doi.org/10.1007/s12199-008-0068-3, letzter Zugriff am 03.01.2018.

12 Dirksen, Kirsten: Science of "forest bathing": fewer maladies, more well-being?, YouTube, 29.5.2016, https://www.youtube.com/watch?v=9jPNlI1Ccn0", letzter Zugriff am 03.01.2018.

13 Healthy Parks Healthy People Central: Forest bathing, http://www.hphpcentral.com/article/forest-bathing, letzter Zugriff am 03.01.2018.

14 Roger, Ulrich: View Through a Window May Influence Recovery from Surgery. In: Science Vol. 224/4647 (1984), S. 420–421, American Association for the Advancement of Society, Washington D.C, https://doi.org/10.1126/science.6143402, letzter Zugriff über https://www.researchgate.net/publication/17043718_View_Through_a_Window_May_Influence_Recovery_from_Surgery am 03.01.2017.

15 Benor, Daniel J.: Seven Minutes to Natural Pain Release. Pain is a Choice and Suffering is Optional – WHEE for Tapping Your Pain Away. 2. Aufl., Bellmawr, New Jersey: Wholistic Healing Publications 2009.

16 University of Leicester, North Adrian/MacKenzie Liam: "Moosic Study" Reveals Way of Increasing Milk Yields [Psychology; Agriculture; Industry]. Psychologists' trials find music tempo affects productivity, Press Release Nr. 67, 27.6.2001, https://www.le.ac.uk/press/press/moosicstudy.html, letzter Zugriff am 03.01.2018.

17 Röcker, Anna E.: Mit Nidra Yoga das Leben meistern. Das Energiepotenzial des Unbewussten erkennen und die Kreativität der Alpha-Ebene nutzen. 1. Aufl., Petersberg: Verlag Via Nova 2007, S. 60–61.

18 Gesundheit.gv.at. Öffentliches Gesundheitsportal Österreichs: Mineralstoffe – Deckung des Tagesbedarfs, 03.01.2017, https://www.gesundheit.gv.at/leben/ernaehrung/info/mineralstoffe-tagesbedarf, letzter Zugriff am 03.01.2018.

19 Brink, Urte: Experten warnen. Darum sollten Sie auf keinen Fall Kaffee auf leeren Magen trinken. Focus Online (Huffington Post/Wochit), 20.05.2017, https://www.focus.de/gesundheit/videos/experten-warnen-darum-sollten-sie-auf-keinen-fall-kaffee-auf-leeren-magen-trinken_id_5331339.html, letzter Zugriff am 03.01.2018.